AF402457

# DE LA
# CONJONCTIVITE
## GRANULEUSE

PAR

## Le Dr Z. HOURMOUZIADÈS

AIDE DE CLINIQUE OPHTHALMOLOGIQUE A L'HOSPICE NATIONAL
DES QUINZE-VINGTS

AVEC PRÉFACE

PAR

## Le Dr A. TROUSSEAU

MÉDECIN DE LA CLINIQUE NATIONALE OPHTHALMOLOGIQUE
DES QUINZE-VINGTS

« Ὠφελέειν ἢ μὴ βλάπτειν. »
(Ἱπποκράτης.)

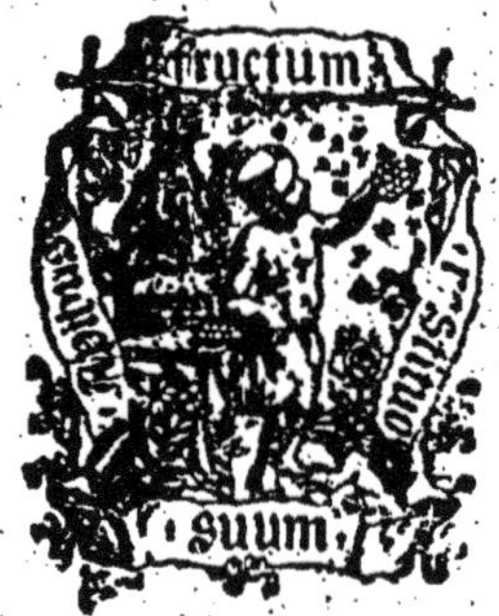

PARIS

D'ÉDITIONS SCIENTIFIQUES & LITTÉRAIRES
4, Rue Antoine Dubois, 4

1902

# EN VENTE

A LA

## Société d'Éditions Scientifiques et Littéraires

---

## PETITE ENCYCLOPÉDIE MÉDICALE

*Collection de volumes in-18 raisin, cartonnés à l'anglaise
à **3** francs.*

1. MOUNIER (Dr). — **Hygiène de l'oreille, soins préventifs contre les affections auriculaires.** 1 vol. de 132 pages, avec figures dans le texte.

2. CORNET (Dr Paul). — **L'art d'administrer les médicaments aux enfants.** 1 vol. de x-140 pages.

3. NATTUS (Dr Jacques). — **Abus de l'hygiène et des médicaments, ou moyens antihygiéniques de se conserver la santé.** 1 vol. de IX-126 pages.

4. BARATOUX (Dr J.). — **Guide pratique pour le traitement des maladies de l'oreille,** avec figures dans le texte. 1 vol. de 136 pages.

5. MONIN (Dr Ernest). — **Hygiène et traitement du diabète.** 1 vol. de 144 pages.

6. LAURENT (Dr Émile). — **Guide pratique pour le traitement des névroses.** 1 vol. de 152 pages.

7. BUTTE (Dr). — **Les teignes, leur traitement.** 1 vol. de 124 pages.

8. LAFFON (Dr Raoul). — **Hygiène et salubrité de l'Ecole** ou *Traité d'hygiène scolaire.* 1 vol. de XII-136 pages.

9. LEJEUNE (Dr Maxime). — **Hygiène et traitement de l'arthritisme ;** *sa nature, sa médication, son hygiène.*

10. VIDAL (Dr Louis). — **Les certificats médico-légaux usuels.** *Guide pratique et raisonné.* 1 vol. de 120 pages.

11. NATTUS (Dr J.). — **Hygiène des fiancés.** 1 vol. de 140 pages.

12. POINSOT (P.). — **Les accidents de la première dentition.** 1 vol. de 108 pages.

13. BILLOT (Dr), médecin-major de 1re classe. — **Détermination pratique de la réfraction oculaire par la kératoscopie. Application à l'examen des conscrits.** 1 vol. de x-102 pages.

14. DROUET (Dr Henry). — **Nourrices sur lieu, conseils aux jeunes mères.** 1 vol. de XX-132 pages.

15. VERRIER (Dr E.). — **Le premier âge et la seconde enfance.** 1 vol. de VIII-180 pages.

16. MONIN (Dr Ernest). — **Hygiène et traitement des maladies de la peau.** 1 vol. de 160 pages.

17. CASSINE (Dr L.). — **Le conseiller de la jeune femme (mères et nourrices).** 1 vol. de 204 pages.

18. VILLEDARY (D'), médecin-major. — Guide sanitaire des troupes et du colon aux colonies. 1 vol. de 130 pages.

19. DEGOIX (D'). — Catéchisme maternel. 1 vol. de xx-120 pages.

20. MOREAU DE TOURS (D'). — Les excentriques ou déséquilibrés du cerveau. 1 vol. de 120 pages.

21. FOURNIER (H.). — Hygiène générale de la peau et du cuir chevelu. 1 vol. de 158 pages.

22. PERRIER (D'). — Manuel indiquant les soins à donner avant l'arrivée du médecin. 1 vol. de 226 pages.

23. CHERVIN (D' A.). — Bégaiement, blésité et autres défauts de prononciation.

24. BRUNEAU (D'). — Guide pratique de l'extraction des dents, à l'usage du médecin, suivi de la description de la greffe dentaire par restitution immédiate et du nettoyage des dents. 1 vol. de 178 pages.

25. LAFFON (D' Raoul). — Hygiène de la peau. 1 vol. de 158 pages.

26. CLEISZ (D' A.). — Loi de la création des sexes. *Des moyens de s'assurer une progéniture mâle.* 1 vol. de 164 pages.

27. DEMELIN (D'). — De la mort apparente du nouveau-né. 1 vol. de 178 pages.

28. BRUNEAU (D'). — Hygiène pratique de la bouche et des dents. 1 vol. de viii-116 pages.

29 et 30. HUBLÉ (D'). — Précis de la vaccine et de la vaccination moderne. 2 vol. réunis en un seul. **6 fr.**

31. RIVET (D' Ad.). — **La gravelle;** *hygiène, régime, traitement.* 1 vol. de 106 pages.

32. MONIN (D' Ernest). — **Hygiène et traitement curatif des maladies vénériennes.** 1 vol. de viii-118 pages.

33. ROUÉ (Paul), avocat à la Cour d'appel de Paris. — **Jurisprudence pharmaceutique.** 1 vol. de 176 pages.

34. MASSY (D' A.). — **Formulaire clinique d'électrothérapie spéciale et appliquée.** 1 vol. de 174 pages.

35. VIGENAUD (D' E.). — **La tuberculose, sa prophylaxie, son traitement.** 1 vol. de 166 pages.

36. GÉLINEAU (D'). — **Les déséquilibrés des jambes.** 1 vol. de 120 p.

37. BLOCH (D' Maurice). — **La vaccination préventive de la tuberculose par la famille ou par la méthode des congénères.** 1 vol. de 188 pages.

38. BARBARY (D' F.). — **Autour des berceaux.** 1 vol. de 178 pages.

39 et 40. BARNAY (D'). — **Les alcaloïdes usuels.** *Alcaloïdes, glucosides et principes actifs tirés du règne végétal.* 2 vol. de 180 et 186 pages.

41. CASSEDEBAT (D'). — **L'entraînement et ses effets sur le fantassin.** 1 vol. de 118 pages.

42. VIBERT (D'). — **L'appendicite, sa pathogénie.** 1 vol. de 104 pages.

43. PETIT (D'), médecin-major. — **Conférences sur l'alcoolisme,** préface de M. E. Vallin. 1 vol. de 224 pages.

44. DUCHATEAU (D'). — **Guide de la mère de famille,** 1 vol. de 224 pages.

---

DE LA

# CONJONCTIVITE GRANULEUSE

# DE LA
# CONJONCTIVITE
## GRANULEUSE

PAR

## Le Dr Z. HOURMOUZIADÈS

AIDE DE CLINIQUE OPHTHALMOLOGIQUE A L'HOSPICE NATIONAL
DES QUINZE-VINGTS

### AVEC PRÉFACE

PAR

## Le Dr A. TROUSSEAU

MÉDECIN DE LA CLINIQUE NATIONALE OPHTHALMOLOGIQUE
DES QUINZE-VINGTS

« Ὠφελέειν ἤ μὴ βλάπτειν. »
(Ἱπποκράτης.)

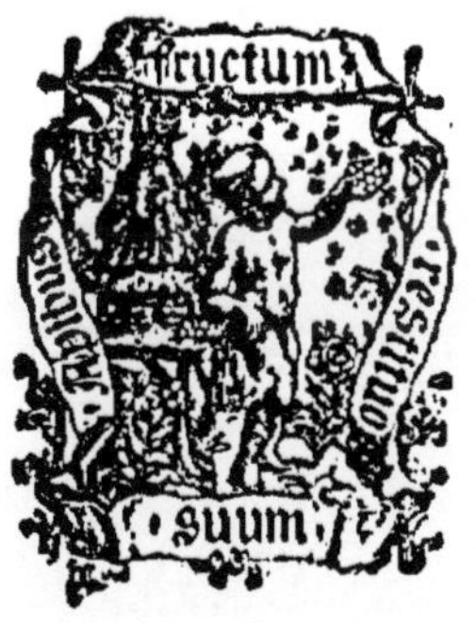


PARIS

SOCIÉTÉ D'ÉDITIONS SCIENTIFIQUES & LITTÉRAIRES
**4, Rue Antoine Dubois, 4**
—
1902

# PRÉFACE

Réunir en une monographie tous les matériaux concernant les granulations de la conjonctive, ne pouvait être qu'une œuvre utile à tous, surtout aux médecins appelés à pratiquer dans les pays où la conjonctivite granuleuse exerce particulièrement ses ravages.

Pour mener à bien cette œuvre, il fallait un travailleur méthodique et consciencieux, sachant laisser dans l'ombre les travaux de médiocre intérêt et mettre en relief ceux de réelle valeur; il fallait un clinicien consommé, pour faire ressortir la physionomie protéiforme de la maladie et les subtilités de son traitement rationnel.

Tel est le Dr Hourmouziadès, qui, par la publication de ce petit livre, fixera la reconnaissance de ceux à qui il évitera de fastidieuses recherches, à qui il fournira rapidement le renseignement cherché : historique, anatomo-pathologique, clinique, thérapeutique ou chirurgical.

Depuis plusieurs années que le D<sup>r</sup> Hourmouziadès est attaché à la Clinique nationale des Quinze-Vingts, où il rend les plus éminents services, il a observé un grand nombre de granuleux. Il m'a prouvé qu'il savait les soigner, il vient de montrer qu'il sait en parler.

A. TROUSSEAU,

Médecin de la Clinique nationale ophthalmologique
des Quinze-Vingts.

# AVANT-PROPOS

Dans cette monographie, nous avons visé la thérapeutique pratique de la Conjonctivite granuleuse. Nous nous sommes efforcé de présenter le traitement d'une façon aussi complète que possible, en laissant la parole à chaque maître pour l'exposé de ses procédés ; mais nous avons cru devoir indiquer nos préférences.

Nous nous sommes moins attaché au côté théorique, pour lequel nous avons fait quelques emprunts, en particulier aux traités de MM. les Professeurs Panas et Fuchs.

Si notre travail peut rendre quelque service, nous devons en reporter le mérite sur notre Maître, M. le docteur Trousseau, médecin de la Clinique Nationale Ophthalmologique des Quinze-Vingts, qui a fait, dans la plus large part, notre éducation ophthalmologique et dont les conseils nous ont été précieux pour la confection de cet ouvrage.

Nous tenons aussi à remercier M. le docteur Millée, médecin des Postes et Télégraphes et de la Fondation Isaac Péreire, dont l'amitié et la compétence nous ont été souvent utiles, ainsi que nos excellents collègues et amis M. le docteur Villeneuve, ancien interne des Hôpitaux de Paris, M. le docteur Bayce et M. le docteur Vidaur, qui nous ont fort aimablement prêté leur gracieux concours.

DE LA

# CONJONCTIVITE GRANULEUSE

## OU TRACHOME [1]

---

### Anatomie de la conjonctive.

La conjonctive (de *conjungere*, réunir), ainsi appelée parce qu'elle réunit le globe de l'œil aux paupières, est une membrane muqueuse, dépendant du tégument externe, qui revêt à la fois la face postérieure des deux paupières et la partie antérieure ou partie libre du globe de l'œil. Elle nous présente à étudier : 1° Sa configuration extérieure ; 2° Sa structure ; 3° Ses glandes ; 4° Ses vaisseaux et ses nerfs.

### A. — Configuration extérieure.

Après avoir tapissé la face postérieure des paupières en allant de leur bord libre à leur bord adhérent, la conjonctive se réfléchit sur elle-même pour s'étaler à la surface antérieure du globe oculaire et le recouvrir, sans interruption, depuis le voisinage de l'équateur jusqu'au centre de la

---

(1) Τραχύς, âpre, à cause des aspérités produites par l'hypertrophie conjonctivale.

cornée. Elle forme ainsi dans son ensemble une sorte de sac (sac conjonctival) qui est ouvert en avant au niveau de la fente palpébrale et dont les parois antérieure et postérieure s'adossent e.. .tement l'une à l'autre à la manière des membranes séreuses. Bien que la conjonctive forme un tout partout continu, on la divise d'ordinaire, et cela uniquement pour la commodité de la description, en trois portions, savoir : une première portion, qui est en rapport avec les paupières, c'est là conjonctive palpébrale ; une deuxième portion, qui répond à l'œil, c'est la conjonctive oculaire ou bulbaire ; une troisième portion intermédiaire aux deux précédentes et formée par le repli qui les unit l'une à l'autre, c'est la conjonctive du cul-de-sac ou conjonctive du fornix.

**1° *Conjonctive palpébrale*.** — La conjonctive palpébrale adhère intimement à la face postérieure des tarses et répond, au-delà de ces bandelettes fibreuses, à cette couche de fibres musculaires lisses qui forment les muscles palpébraux de Müller. Elle est mince et transparente, d'une coloration rouge ou simplement rosée. Elle s'unit à la peau sur le bord libre des paupières, et présente, au voisinage de son cul-de-sac, une série de plis transversaux qui délimitent des sillons dirigés dans le même sens. Ces plis et ces sillons commencent à se montrer au niveau du bord orbitaire du tarse et s'étendent de là jusqu'à la conjonctive du cul-de-sac. Absents chez le fœtus, ils se développent seulement après la naissance, quand les paupières commencent à remplir leur fonction, qui est de découvrir et de recouvrir alternativement le globe de l'œil ; ce sont de simples plis de locomotion, apparaissant comme conséquence de la mobilité des paupières, qui, occupant une étendue différente, suivant qu'elles sont rapprochées ou écartées, doivent naturellement être tendues dans le premier cas et se plisser plus ou moins dans le second.

2º *Conjonctive du cul-de-sac.* — Le repli que forme la muqueuse conjonctivale en passant de la paupière sur le globe de l'œil constitue, tout autour de celui-ci, un cul-de-sac irrégulièrement circulaire (fornix), qui répond successivement : en haut, au sillon orbito-palpébral supérieur; en bas, au sillon palpébral inférieur; en dedans et en dehors, aux régions des commissures interne et externe.

Ce cul-de-sac appelé oculo-conjonctival ou oculo-palpébral est plus profond à sa partie supérieure qu'à sa partie inférieure, plus profond aussi à sa partie externe qu'à sa partie interne. Il est même presque effacé dans l'angle interne de l'œil, comblé qu'il est à ce niveau par la caroncule lacrymale. Il résulte d'une pareille irrégularité du cul-de-sac conjonctival que sa ligne de contact avec la sclérotique n'est nullement parallèle à la circonférence de la cornée et qu'elle s'éloigne plus ou moins de cette circonférence suivant les points que l'on considère. M. Testut, à qui nous empruntons textuellement cette description anatomique de la conjonctive, a mesuré sur un certain nombre de sujets la profondeur du cul-de-sac conjonctival et a obtenu les chiffres suivants comme représentant, sur les différents points indiqués, la distance moyenne qui sépare le cul-de-sac de la circonférence de la cornée :

En haut...................... 10 millimètres.
En bas... ................... 8        —
En dehors.................... 11       —
En dedans................... 7        —

Les replis et les sillons que nous avons signalés sur la conjonctive palpébrale, dans sa portion comprise entre le tarse et le cul-de-sac, se prolongent sur la conjonctive du cul-de-sac; ils sont même, sur ce dernier point, plus nombreux et plus profonds.

3° *Conjonctive bulbaire ou oculaire*. — Plus, même encore, que les deux portions précédentes, la conjonctive oculaire revêt la partie libre du globe de l'œil. Elle répond successivement à la sclérotique (conjonctive sclérale) et à la cornée (conjonctive cornéenne).

*A)* PORTION SCLÉRALE. — Sur la sclérotique la conjonctive passe en avant des tendons des quatre muscles droits. Mince et transparente, elle laisse voir dans toute son étendue, la coloration blanche de la membrane sous-jacente (blanc de l'œil). Elle est unie à la sclérotique par une couche de tissu cellulaire lâche, qui se confond insensiblement avec la partie antérieure de la capsule de Tenon. Dans cette couche cellulaire sous-conjonctivale ou épisclérale, apparaissent presque toujours chez l'adulte une certaine quantité de vésicules adipeuses. Ces petits amas graisseux, qui donnent à la région qu'ils occupent une coloration jaunâtre, se disposent avec une sorte de prédilection le long du méridien horizontal, autrement dit au côté interne et au côté externe de l'œil (pinguecula).

*B)* PORTION CORNÉENNE. — Arrivée à la cornée, la conjonctive adhère intimement au pourtour de cette membrane et forme là, sur la ligne de soudure scléro-cornéenne, une zone circulaire d'une structure un peu particulière et à réaction pathologique spéciale, que l'on désigne sous le nom de limbe conjonctival ou anneau conjonctival. En deçà du limbe, sur la cornée elle-même, la conjonctive perd son chorion ; elle ne constitue que la couche épithéliale de la cornée, doublée de la lame élastique antérieure.

*C)* PORTION DE L'ANGLE INTERNE. — Dans la région de l'angle interne de l'œil, la conjonctive bulbaire présente deux formations qui, par leur structure et par leur signification anatomique, méritent de nous arrêter un instant. Ce sont la caroncule lacrymale et le repli semi-lunaire.

*a) Caroncule lacrymale.* — La caroncule lacrymale
est une petite saillie rougeâtre, en forme de mamelon,
occupant l'espace qu'interceptent entre elles les portions lacrymales des deux paupières. Sa base repose sur
la conjonctive et fait corps avec elle. Sa partie libre est
en partie recouverte par la paupière inférieure, et n'est
bien visible que lorsqu'on attire celle-ci en bas et en
dehors.

Au point de vue de la structure, la caroncule lacrymale
est essentiellement constituée par un amas de 10 à 12 follicules pileux, qui sont munis de glandes sébacées et d'où
s'échappent des poils rudimentaires, rarement visibles à
l'œil nu.

A côté de ces glandes pileuses, se trouvent un certain
nombre d'autres glandes, que l'on décrit généralement
comme des glandes sudoripares et qui, d'après les dernières
recherches de Stieda, ne seraient que des glandes acineuses,
analogues à celle de la conjonctive. On rencontre encore
dans la caroncule lacrymale des traînées de fibres musculaires lisses et quelques fibres musculaires striées. Enfin,
le tout est recouvert par une mince membrane que la
plupart des histologistes considèrent comme un îlot de
peau.

*b) Repli semi-lunaire.* — Le repli semi-lunaire est un repli
de la conjonctive bulbaire, qui est placé un peu en dehors
de la caroncule et qui affecte chez l'homme la forme d'un
croissant vertical à concavité dirigée en dehors. Ce repli,
quoique constant, est plus ou moins développé suivant les
sujets. Il devient plus prononcé quand l'œil se déplace en
dehors, et il s'atténue, au contraire, quand l'œil se porte
en dedans. Le repli semi-lunaire n'est chez l'homme qu'un
organe rudimentaire, représentant la troisième paupière
ou membrane clignotante des oiseaux. Tel qu'il est, il se
compose de deux feuillets muqueux qui se confondent au

niveau de leur bord libre et qui sont séparés l'un de l'autre par une mince lame de tissu conjonctif. Dans ce tissu conjonctif se trouvent des vaisseaux et quelques fibres musculaires, rudiment des muscles moteurs de la membrane clignotante chez les animaux qui possèdent la troisième paupière à un état de développement parfait.

Chez un grand nombre d'animaux, notamment chez nos animaux domestiques (bœuf, mouton), la charpente du repli semi-lunaire est formée, non pas seulement par le tissu conjonctif, mais par une épaisse plaque de cartilage hyalin. Giacomini (*Annotazioni sopra l'anatomia del negro,* Torino 1878, 1882, 1884) a trouvé des traces de cette plaque cartilagineuse dans le repli semi-lunaire de l'homme, et, tandis qu'il n'a rencontré cette disposition dans nos races européennes que 5 fois sur 1096 yeux examinés à ce sujet, il déclare ne l'avoir jamais vu manquer chez les nègres.

## B. — Structure de la conjonctive.

La conjonctive se compose, comme toutes les muqueuses, de deux couches : une couche profonde, le chorion ou derme ; une couche superficielle ou couche épithéliale.

1º *Derme ou chorion.* — Le derme de la conjonctive est hérissé de papilles, qui donnent à la surface libre un aspect velouté. Ces papilles sont toujours plus développées sur la conjonctive palpébrale que sur la conjonctive bulbaire. Sur cette dernière, elles diminuent en forme et en volume au fur et à mesure qu'on se rapproche de la cornée.

Au point de vue de sa constitution histologique, le derme conjonctival se compose essentiellement d'un stroma conjonctif, dans les mailles duquel se trouvent des amas de cellules lymphatiques. Cette infiltration lymphatique de la conjonctive, très variable suivant les sujets, toujours plus considérable dans les couches superficielles de la cornée que dans les couches profondes, a été signalée pour la première fois par Bendz et par Henle. Elle a été décrite de nouveau, comme une disposition constante et normale, par un grand nombre d'histologistes, parmi lesquels il faut citer W. Krause, Stieda, Waldeyer. Ce n'est toutefois qu'une infiltration diffuse de cellules lymphatiques. Les vrais follicules lymphatiques, qui sont si nombreux chez les animaux où ils forment les plaques de Bruch, sont excessivement rares chez l'homme, d'après les recherches de Stieda et de Ciaccio ; tellement rares, que Waldeyer n'a jamais pu en rencontrer un seul sur les différentes conjonctives qu'il a examinées à ce sujet.

Le chorion de la conjonctive est séparé de l'épithélium, ici comme dans toutes les muqueuses, par une mince couche hyaline (membrane basale de quelques auteurs) qui, au niveau du limbe, se continue directement avec la lame élastique de la cornée.

2° *Couche épithéliale*. — L'épithélium anatomique varie dans sa constitution anatomique suivant les régions que l'on considère.

*A*) Conjonctive palpébrale. — Sur les portions de la conjonctive qui sont en rapport avec le tarse, cet épithélium se compose de deux couches : l'une superficielle, formée par une seule rangée de cellules cylindriques ; l'autre profonde, formée également par une seule rangée, rarement par deux de ces cellules plus petites et plus ou moins aplaties. Les cellules cylindriques ont de 10 à 25 μ de longueur ; leur surface libre présente une espèce de disque ou plateau cuticulaire, qui se distingue nettement du reste du corps cellulaire, en ce qu'il est granuleux et qu'il réfracte plus fortement la lumière. Ces disques se réunissent latéralement avec ceux des cellules voisines, et, par leur ensemble, simulent très bien une membrane limitante hyaline.

Quelques histologistes rejettent l'existence de cellules cylindriques à la surface libre de la conjonctive et décrivent, à leurs lieu et place, un épithélium pavimenteux. Les coupes transversales pratiquées et figurées par Graccio et par Reich ne laissent pourtant aucun doute à cet égard : elles nous montrent une couche continue de belles cellules cylindriques. Tartuferi, à son tour, qui a soigneusement étudié cet épithélium sur la portion tarsienne de trente conjonctives normales, a constamment rencontré une couche de cellules cylindriques, et il pense que les auteurs qui décrivent encore un épithélium pavimenteux n'ont examiné que des conjonctives altérées, ayant perdu leurs cellules superficielles et mettant alors sous les yeux de l'observateur les cellules de la couche profonde.

On a signalé, dans la couche épithéliale superficielle, l'existence d'un certain nombre de cellules ayant subi la dégénérescence muqueuse et rappelant par leur aspect les cellules caliciformes de la muqueuse intestinale. Ces cellules s'observent principalement sur les yeux des vieillards ou sur ceux qui sont affectés d'un catarrhe chronique ; de là l'opinion, généralement admise, que leur présence pourrait bien n'être qu'un fait pathologique. Il est bon de se rappeler cependant que les cellules caliciformes existent normalement chez les animaux, notamment chez le chien, le chat, le lapin, et d'autre part qu'elles ont été observées (Green, Villard) en dehors de toute influence pathologique, chez le fœtus et chez les jeunes enfants.

*B)* CONJONCTIVE DU CUL-DE-SAC ET PARTIE EXTERNE DE LA CONJONCTIVE BULBAIRE. — Sur la conjonctive du cul-de-sac et même sur la portion externe de la conjonctive bulbaire, nous retrouvons encore la couche des cellules cylindriques avec les mêmes caractères. Quant à la couche épithéliale profonde, elle est plus épaisse et comprend maintenant deux ou trois assises de cellules arrondies ou rendues polyédriques par pression réciproque.

*C*) PARTIE INTERNE DE LA CONJONCTIVE BULBAIRE. — Dans le voisinage du limbe conjonctival, l'épithélium revêt peu à peu les caractères de l'épithélium pavimenteux stratifié que nous avons décrit sur la face antérieure de la cornée.

*D*) PARTIE LIMITANTE DE LA CONJONCTIVE PALPÉBRALE. — De même au voisinage du bord libre des paupières, l'épithélium conjonctival subit des transformations analogues, qui se rattachent par gradation insensible à la couche épidermique du tégument externe. Quoique graduelle, cette transformation d'un épithélium cylindrique en épithélium pavimenteux s'effectue toujours rapidement ; la zone de transition ne mesure guère, en effet, que $0^{mm},5$ ou $0^{mm},6$.

## *C*. — Glandes de la conjonctive.

1° *Glandes acineuses*. — Les glandes propres de la conjonctive sont des glandes acineuses, disséminées sur la moitié interne du cul-de-sac ; leur ensemble forme donc une espèce de courbe ou de fer à cheval à concavité dirigée en dehors. On en compte de 30 à 40 pour la paupière supérieure, de 6 à 8 seulement pour la paupière inférieure. Elles sont généralement arrondies ou ovalaires et leurs diamètre mesure en moyenne de 2 à 5 dixièmes de millimètre.

Envisagées au point de vue de leur structure, les glandes acineuses de la conjonctive se composent, comme les glandes en grappe, d'un canal central ou canal excréteur, ayant la forme d'un long tube, sur les parois duquel viennent s'ouvrir un nombre plus ou moins considérable d'acini ; de là le nom de glandes acino-tubuleuses, qui leur a été donné par Krause. Ces glandes sont situées dans le tissu cellulaire sous-conjonctival et occupent, pour la plupart, l'espace compris entre le cul-de-sac de la conjonctive et le bord orbitaire des tarses. Un certain nombre d'entre elles, particulièrement bien décrites par Wolfering, descendent même plus bas et viennent se placer sur la face antérieure des tarses ou même dans l'épaisseur de leur bord orbitaire. Ces dernières glandes, pré ou intra-tarsiennes, sont en général plus petites que les autres, et leur canal excréteur, on le conçoit, doit nécessairement, pour se rendre à la conjonctive, traverser le tarse d'arrière en avant.

2º *Glandes tubuleuses.* — Indépendamment des glandes acineuses que nous venons de décrire, Henle a encore signalé, dans la portion de la conjonctive comprise entre le bord orbitaire des tarses et le cul-de-sac, des glandes tubuleuses (Glandes de Henle), lesquelles viendraient s'ouvrir dans le fond des sillons transversaux que présente cette portion de la muqueuse.

Mais si les histologistes sont d'accord pour admettre les glandes de Krause, il n'en est pas de même au sujet des glandes de Henle : tandis que certains d'entre eux, notamment Ciacco et Reich, les décrivent avec force détails, d'autres, parmi lesquels Waldeyer, les rejettent complètement en tant qu'organes glandulaires et les considèrent comme de simples cellules de l'épithélium conjonctival amassées dans les sillons précités.

Dans un travail publié dans les *Arch. für Mikr. Anatomie* de 1887, Zaluskowski, adoptant une opinion mixte, décrit à la fois des amas épithéliaux et des glandes tubuleuses. Il admet, en outre, que ces deux formations ayant la même origine, peuvent se substituer l'une à l'autre dans une certaine mesure. Pour lui, ces glandes appartiennent à la classe des glandes muqueuses : elles renferment même, dans leur épithélium sécréteur, un certain nombre de cellules caliciformes.

3° *Glandes utriculaires ou glandes de Manz.* — Quant aux glandes utriculaires de Manz, que cet auteur a signalées chez les animaux, tout près de la circonférence de la cornée, et qui ont été retrouvées chez l'homme par Stromeyer, par Kleinshmid, par Henle, par Ciaccio, elles ne sont encore pour Waldeyer que de simples paquets de cellules épithéliales, qui se sont amassées dans l'une des rainures que présente la conjonctive au voisinage du limbe.

*Glandes de Harder.* — La plupart des vertébrés possèdent, dans l'angle interne de l'œil, une glande spéciale, connue sous le nom de glande de Harder, du nom de l'anatomiste suisse qui l'a découverte en 1693. Cette glande présente tous les caractères des glandes en grappe et vient s'ouvrir au-dessous de la membrane clignotante. Elle manque presque chez les poissons, mais elle est généralement bien différenciée à partir des amphibiens anoures jusqu'aux primates. Du reste, quel que soit le groupe zoologique où on la considère, la glande de Harder est intimement liée, quant à son développement, à la membrane clignotante : toute petite chez les animaux qui n'ont qu'une membrane clignotante rudimentaire, elle acquiert des proportions considérables chez ceux où cette dernière membrane est bien développée. C'est ainsi que, chez les oiseaux, la glande de Harder l'emporte en volume sur la glande lacrymale elle-même. Au point de vue de la valeur morphologique, la glande de Harder diffère de la glande lacrymale : tandis que cette dernière sécrète un liquide très pauvre en matières organiques, le produit de sécrétion de la glande de Harder est une matière plus ou moins épaisse. La première de ces glandes est une glande séreuse ; la seconde appartient à

la classe des glandes muqueuses. On admet généralement
que la glande de Harder fait complètement défaut chez
l'homme et chez les singes. Giacomini, cependant, en a
rencontré des vestiges sur un certain nombre de nègres de
l'Afrique centrale.

### D. — Vaisseaux et nerfs de la conjonctive.

1o *Artères.* — Les artères de la conjonctive palpébrale
proviennent principalement des palpébrales et, accessoire-
ment, des nombreuses branches qui avoisinent le rebord
de l'orbite : la lacrymale, la sous-orbitaire, la nasale, la
sus-orbitaire et la temporale superficielle.

La conjonctive du cul-de-sac et la plus grande partie
de la conjonctive bulbaire reçoivent leur sang des mêmes.
sources. De la région du cul-de-sac, on voit partir un
grand nombre de rameaux qui se dirigent en sens radiaire
vers le pourtour de la cornée : ce sont les artères conjonctivales postérieures de certains auteurs. Irrégulières et
flexueuses, elles se divisent et s'anastomosent au cours de
leur trajet et s'arrêtent à 3 ou 4 millimètres en dehors de.
la circonférence de la cornée.

Le mode de distribution des artères conjonctivales est
assez uniforme. Elles forment tout d'abord, dans le tissu
cellulaire sous-conjonctival, un premier réseau à mailles
larges et irrégulières. De ce réseau, réseau sous-conjonctival, se détachent une multitude de ramuscules ascen-
dants, qui pénètrent dans l'épaisseur du chorion et y
forment un deuxième réseau, réseau terminal, à mailles
excessivement ténues. C'est de ce réseau terminal que se
détachent, pour les portions de la muqueuse munies de
papilles, les anses vasculaires destinées à ces éminences
dermiques.

Nous venons de voir tout à l'heure que les artères conjonctivales postérieures n'arrivaient pas jusqu'à la circonférence de la cornée, mais s'arrêtaient à une certaine distance de cette circonférence. Il existe là, au niveau du limbe, une petite zone circulaire de 3 ou 4 millimètres de largeur, qui est respectée par elles : cette zone est irriguée par les ciliaires antérieures.

Les artères ciliaires antérieures proviennent des artères musculaires destinées aux quatre muscles droits. On compte d'ordinaire deux artères ciliaires pour chacun des muscles droit supérieur, droit inférieur et droit interne ; une seulement pour le droit externe. Ces artères se séparent des musculaires au niveau des tendons des muscles précités, et se portent ensuite vers la cornée, en suivant la même direction que les artères conjonctivales postérieures. Elles sont toutefois plus profondément situées que ces dernières et cheminent directement sur la face externe de la sclérotique. Arrivées à 1 ou 2 millimètres de la ligne de soudure scléro-cornéenne, les artères ciliaires perforent la sclérotique et viennent se jeter dans le grand cercle artériel de l'iris, qu'elles contribuent ainsi à former. Mais au moment de disparaître dans l'épaisseur de la sclérotique, elles envoient vers la conjonctive un certain nombre de branches, auxquelles on pourrait donner le nom d'artères conjonctivales antérieures. Ces artères, suivant à partir de leur origine un trajet récurrent, se portent en arrière à la rencontre des artères conjonctivales postérieures, avec lesquelles elles s'anastomosent par quelques-uns de leurs rameaux. Le plus grand nombre de ces rameaux se ramifient et s'épuisent dans l'anneau conjonctival, qui est placé immédiatement en arrière de la circonférence de la cornée (en formant le cercle ou réseau vasculaire périkératique).

En résumé, la conjonctive possède deux territoires vasculaires : 1º un grand territoire qui comprend à la fois la portion palpébrale, son cul-de-sac et la plus grande partie de la portion bulbaire. Ce territoire est alimenté par les différentes artères qui se distribuent aux paupières ; nous l'appellerons le territoire palpébral ; 2° un territoire plus petit, qui répond à la circonférence de la cornée et qui comprend la portion de la conjonctive située en dehors de cette circonférence, dans une hauteur de 3 ou 4 millimètres ; c'est le territoire ciliaire. Il est alimenté, en effet, par les artères ciliaires antérieures, et s'il n'a que des relations indirectes avec les paupières, il est, par contre, étroitement lié au muscle ciliaire et à l'iris, dans lesquels se terminent les ciliaires antérieures.

Quoique reliés à leurs confins par des anastomoses, les deux territoires précités conservent dans les processus pathologiques une certaine indépendance. C'est ainsi que les régions de la conjonctive qui appartiennent au territoire palpébral sont influencées par les affections des paupières et que, d'autre part, le réseau péricornéen ou périphérique, qui est peu visible dans les conditions ordinaires, s'injecte presque toujours dans les affections inflammatoires de la cornée et de l'iris, revêtant alors l'aspect d'une bandelette rosée (cercle périkératique) qui se dispose tout autour de la cornée transparente.

2° **Veines.** — Dans le territoire palpébral de la conjonctive, c'est-à-dire sur la conjonctive palpébrale, sur la conjonctive du cul-de-sac et sur la partie postérieure de la conjonctive bulbaire, chaque branche artérielle est accompagnée d'une ou de deux branches veineuses, qui vont se jeter, en partie dans les troncs veineux tributaires de l'ophthalmique, en partie dans les veines des paupières, et de là dans la faciale et la temporale superficielle. Quant aux veines issues du territoire ciliaire, elles viennent s'ouvrir dans les veines ciliaires antérieures et aboutissent finalement, par l'intermédiaire de ces dernières, à la veine ophthalmique.

3° *Lymphatiques*. — Les lymphatiques de la conjonctive, injectés par Teichmann et Sappey, forment dans toute l'étendue de la muqueuse un double réseau : un réseau superficiel, qui est placé immédiatement au-dessous des capillaires sanguins; un réseau profond, qui occupe le tissu conjonctif sous-muqueux et se trouve relié au précédent par de nombreuses anastomoses à direction verticale ou oblique. Ces vaisseaux lymphatiques se dirigent les uns vers l'angle interne, les autres vers l'angle externe de l'œil. Là, ils se mêlent aux lymphatiques des paupières et aboutissent finalement, ceux de l'angle externe aux ganglions parotidiens, ceux de l'angle interne aux ganglions sous-maxillaires.

Le réseau lymphatique du limbe conjonctival est formé par des capillaires à la fois plus ténus et plus serrés que ceux que l'on observe sur les autres régions de la conjonctive. Ils sont en outre en relation directe avec les lacunes et les canaux interstitiels de la cornée. On les voit, en effet, se remplir avec la plus grande facilité (Becklinghausen, Leber, Waldeyer) à la suite d'injections poussées dans le tissu propre de cette dernière membrane, et, à l'état patho-logique, dans les attaques aiguës du glaucome(1). A la périphérie du territoire ciliaire, les lymphatiques de cette région se confondent avec les lymphatiques de la conjonctive bulbaire et présentent le même mode de terminaison que ces dernières.

4° *Nerfs*. — Les rameaux nerveux sensitifs destinés à la conjonctive proviennent de plusieurs sources : en dehors, du nerf lacrymal; en dedans, du nerf nasal externe; pour la partie centrale ou cornéenne de la conjonctive bulbaire, des nerfs ciliaires. Les rameaux issus du lacrymal et du nasal externe se terminent suivant deux modes distincts :

(1) Note de l'auteur.

1° par des extrémités libres ; 2° par des renflements spéciaux, dits corpuscules de Krause. On a signalé encore, dans la conjonctive, un certain nombre de corpuscules de Pacini et de corpuscules de Meissner, qui ne présentent ici rien de particulier.

*A*) TERMINAISONS PAR EXTRÉMITÉS LIBRES. — Arrivés dans les couches les plus superficielles du derme, les tubes nerveux perdent leur myéline et forment un premier plexus, le plexus sous-épithélial, d'où s'échappent des fibrilles très fines. De ces fibrilles, les unes se distribuent vraisemblablement au derme ; les autres, franchissant la membrane basale, viennent se terminer dans la couche épithéliale, où ils forment un deuxième plexus, le plexus interépithélial. Les fibrilles interépithéliales se terminent probablement ici, comme dans l'épiderme, par de petits renflements en forme de boutons, qui se rapprochent plus ou moins de la surface libre de la muqueuse. On rencontre même, entre les cellules épithéliales de la conjonctive (Poncet), des corpuscules étoilés, qui rappellent par leur aspect les cellules intra-épidermiques de Langherans et qui ont certainement la même signification : ce ne sont pas des cellules nerveuses, comme on l'a cru longtemps, mais de simples cellules de la lymphe, qui ont émigré dans l'épithélium en traversant la membrane basale.

*B*) TERMINAISON PAR CORPUSCULES DE KRAUSE. — Découverts en 1858 par W. Krause et décrits à nouveau, à une époque plus récente, par Ciaccio, par Longworth, par Poncet et par Suchard, les corpuscules nerveux de la conjonctive (Endholben de W. Krause) sont situés dans les couches superficielles du derme muqueux et se présentent à l'œil sous la forme de petites masses sphériques, ovoïdes ou piriformes. On les rencontre sur plusieurs points de la conjonctive ; mais les recherches de Ciaccio, confirmées par celles de Poncet, établissent qu'ils se développent de préférence à la partie supéro-externe de la muqueuse, sur le territoire du nerf lacrymal. On en compte en moyenne 5 ou 6 par 10 millimètres carrés de surface (Poncet, Longworth, Waldeyer). Les plus petits mesurent de 25 à 30 μ; les plus grands mesurent 50 μ de hauteur sur 60 μ de largeur.

Comme les corpuscules de Meissner, les corpuscules de Krause sont en relation chacun avec une ou deux fibres nerveuses, fibres afférentes du corpuscule, qui l'abordent par un de ses pôles, s'enroulent plus ou moins autour de sa surface extérieure et, finalement, le pénètrent.

Envisagés au point de vue de leur structure intime, les corpuscules nerveux de la conjonctive humaine se composent d'une enveloppe conjonctive, parsemée de noyaux et renfermant à son centre des amas de cellules, qui ont vraisemblablement la même valeur morphologique que les cellules interstitielles ou cellules tactiles des corpuscules de Meissner.

Quant à la fibre nerveuse elle-même, elle se dépouille de la myéline en pénétrant dans le corpuscule. Puis, elle se divise en un certain nombre de fibrilles, qui viennent se terminer entre les cellules précitées par de petits renflements arrondis ou ovalaires. Ces fibrilles terminales sont au nombre de deux ou trois seulement dans les petits corpuscules en voie de développement. Dans les corpuscules volumineux, elles forment de riches arborisations, qui parfois sont embrouillées au point de figurer un véritable lacis (Suchard). Mais quel que soit leur nombre et leur degré de complexité, ces fibres nerveuses se terminent toujours, comme dans les corpuscules à forme simple, par des renflements en boutons qui occupent les interstices des cellules tactiles.

## Historique.

L'histoire du trachome ou conjonctivite granuleuse remonte à la plus haute antiquité. Il est bien probable que cette maladie a pré.ccupé les médecins anciens, surtout en Égypte et dans le nord de l'Afrique; car cette région, à cause de ses conditions climatériques, a dû être vraisemblablement le berceau du trachome, qui porte encore le nom d'ophthalmie d'Égypte, son pays de prédilection. Pourtant la destruction de la célèbre bibliothèque d'Alexandrie a laissé l'obscurité complète sur ce point, comme sur tant d'autres questions de la médecine et des sciences, aucun document authentique ne nous étant parvenu pour justifier nos présomptions. Nos connaissances, sans doute très incomplètes sur ce sujet, commencent à la période hippocratique et s'étendent à l'école d'Alexandrie, aux médecins romains des premiers siècles de l'ère chrétienne et aux Arabes du moyen âge. Elles se rapportent surtout aux divers traitements préconisés jadis contre ce mal par les différents médecins de l'antiquité et par leurs écoles. Nous y reviendrons dans le chapitre du traitement.

La conjonctivite granuleuse a été sérieusement étudiée et est par suite mieux connue depuis le commencement du siècle dernier. L'expédition de Napoléon I<sup>er</sup> en Égypte au mois de juillet 1798, ainsi que l'occupation de ce pays en 1800, 1801 et 1803 par l'armée anglaise, ont servi de moyen d'exportation et de propagation au trachome dans presque toutes les contrées du continent européen. La plupart des soldats de ces deux armées ne tardèrent pas à contracter la maladie, et, rentrés plus tard dans leurs pays par des routes diverses, ils la propagèrent parmi les populations avec lesquelles ils se trouvèrent en contact. Cette propagation du mal donna lieu, de la part des praticiens compétents de l'époque, à des études approfondies dont nous allons parler dans un instant.

Il est incontestable que la conjonctivite granuleuse existait déjà en Europe depuis l'antiquité, sous la forme endémique, comme le prouve suffisamment la mention faite par Hippocrate dans son livre περι οψιος (de la vision), où il décrit la maladie et son traitement. Celse en fait autant et donne une bonne description des rugosités des paupières et de la sécrétion purulente qui les accompagne.

Cet état endémique du trachome, plus accentué en Afrique, moins accusé en Europe, restait ainsi stationnaire autant par suite du défaut de communications et de relations fréquentes entre les diverses contrées qu'à cause de la forme atténuée de la maladie, qui revêtait rarement, paraît-il, le caractère catarrhal et par conséquent infectieux. L'humanité subissait probablement ce fléau, comme tant d'autres, sans trop s'en plaindre ni beaucoup l'étudier. Survinrent alors les guerres Napoléoniennes qui facilitèrent l'extension du mal.

Ainsi que nous l'avons déjà dit, la propagation se fit par les armées des divers pays, qui se trouvèrent souvent en contact avec les populations civiles. Le mal prit une extension effrayante et devint épidémique. On observa dans l'armée Anglaise en 1818, plus de 5000 invalides aveugles; dans l'armée Prussienne de 1813 à 1817, 20 000 à 25 000 cas d'ophthalmie, et dans l'armée Russe de 1816 à 1839, 76 811 cas. Les Autrichiens, les Danois, les Suédois ne furent pas épargnés, et après les armées, les populations civiles furent atteintes. Pourtant l'armée française, où l'affection aurait pris son origine, fut la moins éprouvée. La contrée qui souffrit le plus fut la Belgique, où, en 1810, sur 5 soldats on rencontrait un trachomateux.

Effrayé par l'extension du mal dans l'armée, le gouvernement Belge constitua une commission composée des plus célèbres médecins de ce pays et dont fit encore partie le docteur Jüngken, professeur d'ophthalmologie à la Faculté de médecine de Berlin. Le rapport rédigé par cette commission concluait au renvoi dans leurs foyers, des soldats trachomateux. L'exécution de cette mesure désastreuse amena une extension de la maladie dans d'énormes proportions, à tel point qu'on n'en observa de pareille dans aucune autre région du continent Européen.

Il est résulté des études sérieuses faites pendant l'épidémie granuleuse en Belgique par les médecins les plus compétents en la matière, au nombre desquels il convient de citer Hairion, Decondé, Fallot, Warlomont, Buys, Wleminks, etc., que l'*Ophthalmie Égyptienne est contagieuse au premier chef.*

La thèse paradoxale soutenue par Wleminks et ses partisans, qui voyaient dans le port de faux-cols et de schakos chez les militaires une des principales causes de la maladie, est tombée complètement en discrédit et ne saurait en aucune façon être admise aujourd'hui.

Cette fameuse ophthalmie des armées, longuement discutée depuis, n'était pas en réalité la conjonctivite granuleuse proprement dite. Qu'il se soit trouvé parmi les cas d'ophthalmie militaire des cas isolés de granulations, cela paraît plus que probable; mais quant à admettre l'identité des deux affections, ceci nous semble tout à fait impossible. Nous verrons, en effet, en étudiant les descriptions tracées par des auteurs témoins des célèbres épidémies, que la symptomatologie de l'*ophthalmie des armées* est très différente de celle de la *conjonctivite granuleuse.*

Par cette confusion de deux maladies, la plupart des auteurs, se basant sur les descriptions du temps, ont été amenés à accepter que le trachome avait autrefois une marche très aiguë et était accompagné d'une abondante sécrétion, ce qui expliquerait la rapidité avec laquelle il se propageait. D'après ces auteurs, depuis qu'on ne voit plus d'épidémie, la forme aiguë s'observerait rarement.

Le trachome règne aujourd'hui endémiquement, avec moins d'intensité, dans la plupart des pays ; mais il s'y montre le plus souvent sous la forme chronique, que nous observons presque exclusivement. Son extension a beaucoup diminué grâce aux règles d'hygiène qu'on observe. On comptait 2 trachomateux sur 1 000 soldats dans l'armée prussienne en 1888. En Autriche, où le trachome est encore très répandu dans les provinces orientales, il y avait en moyenne, de 1881 à 1890, 8 pour 1 000 des soldats présents atteints du mal.

En général, le trachome s'attaque surtout à la population pauvre. Il en est autrement dans les pays de prédilection comme l'Orient, où la maladie règne endémiquement avec une certaine intensité : en effet, en Égypte et dans le nord de l'Afrique, presque toute la population indigène paraît atteinte, et on y rencontre en quantité les suites les plus fâcheuses de ce fléau.

## Pathologie du trachome.

*Anatomie pathologique.* — La conjonctivite granuleuse est essentiellement caractérisée par des saillies anormales, qui tapissent la surface de la muqueuse, et par un processus suppuratif dont la nature spécifique, anciennement connue, a été bien établie lors de l'expédition française en Égypte. Ces saillies anormales de la muqueuse, ainsi que le processus suppuratif, ont frappé les anciens observateurs, entre autres Celse. Mais ceux-ci envisageaient les saillies comme la conséquence plutôt que comme l'origine de la maladie. Celse distinguait deux formes de granulations : les unes primitives, subaiguës, qui sous l'influence de causes parfois minimes déterminent le tourment continu des malades; les autres, consécutives à des phlegmasies des paupières. Prenant pour base le mode d'évolution des aspérités conjonctivales, il les subdivisait en sclérophthalmie ou tarsite, en trachome et en sycosis, ce dernier correspondant à la période cicatricielle.

Severus fut le premier partisan de la nature spécifique du mal.

Vers l'époque de l'expédition d'Égypte, Beng distingua assez judicieusement deux formes d'ophthalmie : l'une catarrhale bénigne; l'autre purulente grave, le trachome, dans lequel les granulations jouent un rôle analogue à celui des plaques de Peyer dans la dothiénentérie. Il considérait cette seconde forme comme spécifique et la première comme une simple conjonctivite papillaire.

Vetch, en Angleterre, donna le nom de *granulations* à la maladie, qui était appelée jusqu'alors *trachome* ou *trachitis* (Sylvaticus) et *aspritudo*.

En 1840, Decondé chercha à établir que les granulations n'étaient que des follicules hypertrophiés de la conjonctive. La plupart des auteurs modernes, et parmi eux Bens, Jacobson et Iwanoff, ont admis, avec quelques restrictions, cette origine. Pour les uns, il s'agit de glandes pathologiquement développées, tandis que pour d'autres, on a affaire à l'hyperplasie des follicules normaux.

Parmi les travaux les plus complets d'anatomie pathologique, il faut surtout retenir ceux d'Iwanoff, de Sœmich, de Raehlmann et de Moauro. Ces auteurs ont établi définitivement que le siège du trachome est dans le stratum sous-muqueux qui contient du tissu adénoïde, c'est-à-dire un tissu analogue à celui des ganglions, constitué par un stroma à mailles fines remplies de cellules lymphatiques.

Les follicules lymphoïdes forment au début des amas pleins, qui se continuent par des contours diffus avec le

tissu environnant, et qu'il n'est pas possible d'énucléer.
C'est à une phase ultérieure, quand ces amas pleins se
ramollissent, que leur contenu peut être exprimé comme
dans les simples boutons d'acné comédonienne. Ces follicules lymphatiques engorgés, qui constituent proprement
les granulations caractéristiques, c'est-à-dire le processus
granuleux, sont, d'après Villard, remplis de lymphocytes,
de leucocytes mononucléés, de phagocytes et de cellules
à noyaux multiples. Ils sont plus ou moins pressés les uns
contre les autres, quelquefois nettement distincts, quelquefois adossés et confondus. En même temps le stratum
épithélial et la membrane basale éprouvent l'altération
myxomateuse. Les follicules en dégénérescence graisseuse prennent l'aspect de bourgeons charnus exulcérés,
faisant saillie à la surface ; puis ils disparaissent en laissant
subsister à leur place de petites ulcérations visibles à la
loupe, dont la cicatrisation se fait au moyen de tissu
fibreux sous forme de brides entropionnantes.

Un autre point de l'évolution granuleuse consiste dans
la sclérose du stroma, qui étouffe petit à petit les cellules
en procédant de la périphérie vers le centre. Ce travail
s'étend du reste au tissu conjonctif du tarse, aux glandes
de Meibomius et aux parois des vaisseaux, qu'on trouve en
pleine dégénérescence hyaline. D'après Raehlmann, quand
les granulations persistent assez longtemps, il se fait autour d'elles une véritable capsule conjonctive.

Le même auteur envisage le trachome comme une inflammation folliculaire ulcératrice, aboutissant à la destruction des éléments adénoïdes et à leur remplacement par
du tissu cicatriciel. Ce dernier se présente sous la forme de
brides rayonnées que le pigment hématique colore parfois en
jaune. Plus la marche du travail ulcératif se prolonge,
plus la cicatrice est étendue ; le tarse, envahi à son tour,
se recroqueville et les glandes de Meibomius se détruisent

partiellement. Au point de vue de son extension, le travail cicatriciel intéresse une partie ou la totalité de la muqueuse. L'hypertrophie avec sclérose du tissu conjonctif sous-muqueux explique le recroquevillement constant du tarse, sans même que ce dernier participe à la lésion. Raehlmann, sur sept dissections, a trouvé trois fois le tarse intact, et sa dégénérescence graisseuse serait secondaire. Les altérations des glandes de Meibomius constituent, au contraire, des lésions communes.

Cette opinion de Raehlmann sur l'identité de la conjonctivite folliculaire et du trachome est réfutée par G. Moauro.

D'après Moauro, le vrai trachome consiste en un tissu néoplasique se développant sous l'action d'un agent infectieux, comme le follicule tuberculeux expérimental, tandis que la conjonctivite folliculaire intéresse le stratum lymphoïde sous-muqueux. Le follicule trachomateux se compose d'éléments épithélioïdes, de cellules géantes multinucléées ou non, de leucocytes immigrés. Cette prolifération de cellules préformées s'étendrait jusqu'au stratum épithélial, aux glandes de Meibomius et aux glandes de Krause. Après développement complet, les nodules trachomateux, pauvres en vaisseaux, se détruisent par nécrobiose ; il en résulte des ulcérations qui envahissent le stroma conjonctif, dont les cellules fixes prolifèrent et constituent le tissu cicatriciel.

Les formes diverses sous lesquelles le trachome se montre, sont considérées par certains auteurs comme des maladies distinctes et pourvues de noms différents. Pour apprendre à connaître les rapports que ces différentes formes affectent entre elles, nous devons avant tout étudier les altérations anatomiques qui appartiennent à chacune d'elles.

La *forme papillaire* du trachome, qui donne à la conjonctive une apparence veloutée ou framboisée, résulte d'une augmentation de la surface de la conjonctive. Celle-ci se déjette en plis, entre lesquels il se forme des sillons plus ou moins profonds ; sur une coupe transversale, ces plis prennent la forme de papilles (*Fig. 1 P* et *P*₁). Le tissu conjonctif qui forme de papilles est rempli de cellules rondes ; la surface des papilles est revêtue d'un épithélium fortement épaissi (*e, e*). Celui-ci plonge naturellement dans les dépressions qui se trouvent entre les papilles (*t, t*). Ces dépressions ont sur des coupes microscopiques, l'aspect de canaux étroits, couverts d'épithélium, et ont été, pour

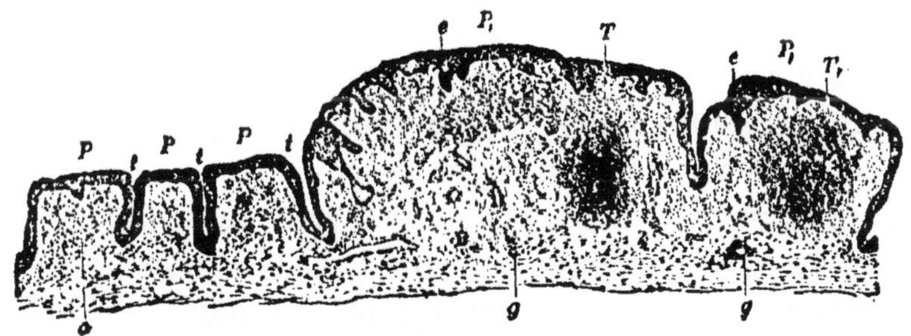

*Fig. 1.* — *Coupe à travers la conjonctive trachomateuse de la paupière supérieure.* Gross. 21/1. — On y voit de petites *P, P, P,* aussi bien que de grosses *P*₁, *P*₁, papilles. Les premières se dressent en palissade à côté les unes des autres ; les sillons qui les séparent, recouverts d'épithélium *t, t, t,* ont l'aspect de cavités glandulaires. Les grosses papilles contiennent des grains trachomateux *T* et *T*₁, qui ne possèdent ni limite propre ni capsule. L'épithélium de la conjonctive est épaissi en beaucoup d'endroits *e, e.* La muqueuse montre une infiltration cellulaire *a,* particulièrement développée autour des vaisseaux sanguins *g, g.*                    (D'après Fuchs.)

ce motif, considérées comme des glandes tubuleuses ou glandes de Henle, du nom de l'auteur qui les a découvertes : en réalité, ce sont de simples dépressions situées entre les papilles ; elles ne constituent nullement de véritables glandes.

L'hypertrophie papillaire de la conjonctive n'est pas du tout caractéristique du trachome. On la rencontre, en effet, bien qu'à un degré plus faible, dans toute irritation inflammatoire de la conjonctive présentant une certaine durée, ainsi que dans le catarrhe chronique, dans la conjonctivite lymphatique invétérée, dans l'ectropion sur la partie exposée à l'air, dans l'ophthalmie purulente, dans l'ophthalmie catarrhale aiguë. Dans la forme chronique de cette dernière, l'hypertrophie papillaire est plus accentuée. De même le catarrhe printanier est caractérisé par des papilles volumineuses et généralement aplaties.

Certains auteurs désignent sous le nom de blennorrhée chronique ou ophthalmie catarrhale chronique, tous les cas de trachome papillaire, alors même qu'ils n'ont pas été précédés d'une phase aiguë. D'autres désignent cette forme sous le nom d'ophthalmie purulente chronique; et d'autres encore, sous celui de conjonctivite granuleuse ou simplement de granulations, parce que la surface papillaire de la conjonctive présente quelque ressemblance avec la surface bourgeonnante d'une plaie. Mais cette ressemblance est simplement apparente, puisque la conjonctive hypertrophiée ne présente pas une surface dénudée : elle est au contraire revêtue de son épithélium. Cette dénomination de granulations donnée à la forme papillaire du trachome a l'inconvénient d'amener une confusion entre cette forme et la forme granuleuse.

La *forme granuleuse* du trachome est caractérisée par des granulations. Sur des coupes microscopiques, ces granulations paraissent constituées par des amas arrondis de corpuscules lymphatiques, qui représentent une espèce de petite glande ou follicule lymphatique analogue à ceux qui forment les plaques de Peyer. Tantôt les granulations trachomateuses se perdent insensiblement, sans limites réellement tranchées, dans le tissu environnant également très riche en cellules (*Fig. 1, T* et *T₁*); tantôt elles sont renfermées — quand elles sont anciennes

— dans une espèce de capsule incomplète de tissu conjonctif
(*Fig. 2, K*).

Le sort ultérieur des granulations trachomateuses est
variable : les unes se transforment progressivement en un
tissu conjonctif dense ; d'autres se ramollissent au centre et
se vident au dehors, pendant que l'épithélium qui les
recouvre se détruit ; la perte de substance qui en résulte
se ferme par cicatrisation (Rachlmann).

La forme granuleuse est désignée sous le nom de

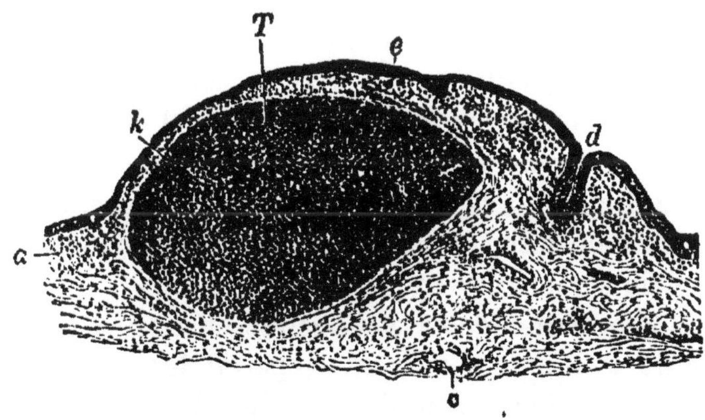


Fig. 2. — *Granulation trachomateuse du cul-de-sac.* Gross. 24/1. —
La granulation trachomateuse *T* soulève la muqueuse et est entourée
d'une couche de tissu épaissi, la capsule *k*. La conjonctive montre une
infiltration cellulaire, aussi bien dans les couches superficielles *a* que
le long des vaisseaux *g ;* l'épithélium *e* montre au-dessus de *a* des
places claires répondant à des cellules caliciformes ; en *d* se voit une
glande de Henle.                          (D'après Fuchs.)

trachome vrai, trachome de Arlt, ou trachome folliculaire
(Horner). Un grand nombre d'auteurs désignent cette
forme sous le nom de *granulations,* tandis que, comme
nous l'avons dit plus haut, d'autres se servent de cette
expression pour désigner la forme papillaire ; de là naît
une certaine confusion.

La *forme mixte* est celle que l'on observe le plus
souvent en clinique, et les observations microscopiques

démontrent que c'est presque la seule forme qui se présente. En effet, même dans les cas où, à l'œil nu, on croit avoir devant soi une simple hypertrophie papillaire, on trouve sur les coupes microscopiques des granulations trachomateuses, qui siègent tantôt dans les papilles elles-mêmes, tantôt dans les couches profondes de la muqueuse. Dans le premier cas, les papilles paraissent particulièrement larges, ayant parfois la forme d'un bouton (*Fig. 1*, $P_1$). Dans le second cas, les granulations trachomateuses sont cachées sous les corps papillaires. Souvent on les voit apparaître plus tard, alors qu'après un traitement prolongé l'hypertrophie papillaire **a** disparu.

Le trachome gélatineux de Stelwag constitue un stade ultérieur du trachome mixte, dans lequel persiste une infiltration lymphoïde plus uniforme avec des modifications cicatricielles à la surface. Alors on a devant soi une conjonctive épaisse, superficiellement lisse, jaunâtre et translucide comme une gelée.

La transformation de la conjonctive en tissu cicatriciel s'opère de la manière suivante : parmi les nombreuses cellules qui sont en partie disséminées d'une façon uniforme sur la conjonctive, en partie réunies en amas circonscrits (granulations trachomateuses), un certain nombre disparaît par résorption ; d'autres sont éliminées au dehors quand la granulation perce ; d'autres enfin se transforment peu à peu en cellules fusiformes et finalement en fibres conjonctives. Ce tissu conjonctif de nouvelle formation se rétracte très fortement, de sorte que la conjonctive se raccourcit, devient plus mince et prend un aspect tendineux. Il s'agit ici d'un processus semblable à celui qui s'opère dans la cirrhose du foie, c'est-à-dire d'une rétraction d'un tissu conjonctif jeune provenant d'une infiltration inflammatoire antérieure. Ce serait une erreur de croire que dans la conjonctive trachomateuse il existe quelque endroit dénudé en voie de cicatrisation ;

on pourrait se laisser induire dans cette erreur par le nom de granulations : ce qu'on appelle granulations dans le trachome n'a de commun avec des bourgeons charnus que l'apparence extérieure.

Le processus anatomo-pathologique du trachome que nous venons de décrire ne se passe pas simplement du côté de la conjonctive des paupières et des culs-de-sac : il s'étend aussi sur la conjonctive bulbaire et sur la conjonctive cornéenne, donnant naissance à un des plus sérieux phénomènes morbides, le *pannus cornéen* (1).

Le *pannus* consiste dans la néoformation d'un tissu analogue au tissu des granulations, immédiatement sous l'épithélium de la cornée, et doit être considéré comme une continuation du trachome sur le feuillet conjonctival de la cornée. Il est le résultat **de l'infiltration trachomateuse préalable du limbe**, qui anatomiquement est la partie la plus vasculaire du sac conjonctival et par conséquent le lieu d'élection de toutes les inflammations externes et internes du segment antérieur de l'œil. Or le courant circulatoire, dans cette région, a une direction centripète : il se dirige vers le centre de la cornée; mais au niveau du limbe, le courant sanguin s'arrête et est en quelque sorte continué et remplacé par un courant lymphatique, qui apporte à la cornée ses matériaux de nutrition. Ainsi les produits inflammatoires et infectieux du limbe se trouvent transportés dans la cornée et produisent le pannus.

Les recherches histologiques démontrent que le pannus est constitué par une couche de tissu conjonctif de nouvelle formation qui, du limbe, se glisse sur la cornée (*Fig.* 5, *P*) Ce tissu conjonctif est mou, extraordinairement riche en cellules, et a la plus grande analogie avec la con-

---

1. De πχννίον morceau de drap.

jonctive trachomateuse infiltrée. Il est richement vascularisé, tantôt plus épais, tantôt plus mince, ce qui fait que la surface du pannus paraît inégale et bosselée.

Au début, le pannus se trouve entre la membrane de Bowman (*Fig. 3, B.*) et l'épithélium (*Fig. 3, E.*); l'épithélium, séparé de la membrane, recouvre la surface du pannus. Le tissu propre de la cornée, préservé par la membrane

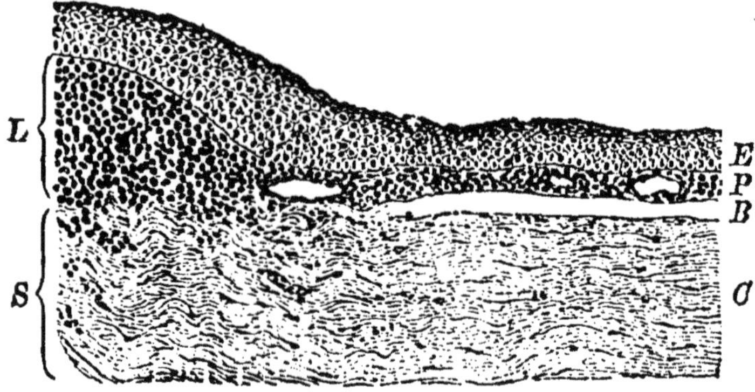

*Fig. 3. — Coupe à travers le bord d'une cornée couverte de pannus.* Gross. 125/1. — Sous l'épithélium *EE*, le limbe *L* est très épaissi par une infiltration cellulaire. De celui-ci, se glisse sur la cornée *C*, entre l'épithélium et la membrane de Bowman *B*, le pannus *P*, dans lequel on constate la coupe de plusieurs vaisseaux sanguins. *S*, sclérose.

(D'après Fuchs.)

de Bowman, intacte, ne change aucunement de nature. Ainsi s'explique le fait qu'après la résorption du pannus, la cornée peut reprendre sa structure normale et sa transparence presque parfaite, puisque l'épithélium se réapplique immédiatement sur la membrane de Bowman. La transparence n'est cependant pas entièrement parfaite : car on trouve toujours, par l'exploration avec le miroir plan, des troubles de transparence que le simple examen de l'œil ne permet pas de constater. Encore cette conservation n'est-elle possible que dans les cas de pannus récent et léger : car au bout d'un certain temps, la membrane de Bowman se détruit en différents points; le pannus pénètre par ces solutions de continuité dans le tissu propre de la cornée et en détruit par places les couches superficielles. Alors le rétablissement complet de la transparence de la cornée est devenu impossible.

On donne des noms différents aux diverses formes et aux diverses phases du pannus: un pannus récent qui n'est pas encore épais, s'appelle *pannus tenuis*; s'il est vascularisé, *pannus vasculosus*; quand il a acquis une certaine épaisseur, il constitue le *pannus crassus* ou *carnosus*. Le pannus acquiert parfois une épaisseur telle qu'il présente sur la cornée l'aspect de bourgeons charnus exubérants, pris rarement par des praticiens pour de petites tumeurs cornéennes de nature maligne ; c'est le pannus appelé à tort *sarcomatosus*. Un pannus ancien formé de tissu conjonctif peu ou pas vasculaire, porte le nom de *pannus siccus*. Ces dénominations des anciens auteurs et surtout celle de *sarcomatosus*, qui peut donner lieu à confusion avec des néoplasmes, doivent être complètement abandonnées.

Un pannus ancien qui a intéressé la membrane de Bowman et le tissu propre de la cornée, se transforme en un tissu dense, blanc ou jaunâtre, peu ou point vascularisé, analogue à une cicatrice dense consécutive à un abcès cornéen; ce tissu occupe surtout la moitié supérieure de la cornée, siège de prédilection du pannus. Une autre transformation du pannus ancien consiste dans l'apparition de petites taches blanches saturées, se groupant souvent dans le champ pupillaire de la cornée: ces taches siègent toutes contre les fins vaisseaux du pannus, sont superficielles et offrent l'aspect des incrustations plombiques.

De ce court exposé d'anatomie pathologique du trachome, il résulte que cette maladie consiste en une inflammation folliculaire du stroma conjonctival, qui commence par l'hyperplasie de ses éléments adénoïdes et aboutit à leur destruction et à la substitution de tissu cicatriciel.

## Symptomatologie du trachome.

La conjonctivite granuleuse ou trachome est une maladie de la conjonctive à marche essentiellement chronique. Elle est de nature infectieuse et due à la transmission du mal par contagion. Certains auteurs admettent pour le trachome deux formes distinctes : la forme aiguë et la forme chronique ; d'autres, et c'est la majorité, n'envisagent cette ophthalmie que sous une seule forme, la forme chronique d'emblée. Nous nous rangeons à cette dernière manière de voir.

Ce qui contribue surtout à produire ce désaccord sur la marche de la maladie, parmi les auteurs, c'est la conception qu'ils ont de l'ophthalmie des armées, point de départ des études sérieuses sur le trachome. Les uns envisagent à tort l'ophthalmie des armées, comme la forme aiguë des granulations ; d'autres font de cette ophthalmie une affection à élément purulent et trachomateux, et d'autres encore regardent l'ophthalmie des armées comme une conjonctivite purulente ou muco-purulente contagieuse.

La première hypothèse, celle d'après laquelle l'ophthalmie des armées représenterait la forme aiguë du trachome, ou serait le résultat de la transformation de la forme chronique des granulations (granulations indolentes) en forme aiguë — forme aiguë qui, d'après certains auteurs et surtout d'après l'école de Vienne, serait devenue rare aujourd'hui, la maladie ne se présentant plus que sous la forme subaiguë ou chronique — ne paraît pas admissible. Les deux autres hypothèses, d'après lesquelles l'ophthalmie des armées constituerait, soit une forme

mixte granulo-purulente, soit tout simplement une forme
purulente, peuvent se concilier, ainsi que nous le verrons
tout à l'heure.

Les diverses descriptions de l'ophthalmie militaire, faites
par des auteurs compétents qui ont suivi les armées pendant la période épidémique : Larrey, Mackenzie, Jaeger
et autres, ne répondent nullement au trachome et re-
produisent exactement le tableau symptomatologique de
l'ophthalmie purulente. Je vais citer à cet effet les passages
les plus concluants des deux premiers auteurs : le premier, dans ses mémoires de chirurgie et des campagnes
publiées en 1812, trace bien la physionomie de l'ophthalmie des armées ; le second, dans son traité des maladies
des yeux publié en 1856, expose longuement les caractères et les phases de la maladie.

Larrey s'exprime ainsi :

« Les yeux ayant été frappés tout à coup de l'ardente
lumière du soleil, soit directe, soit réfléchie par le sol
blanchâtre de l'Égypte, ont les premiers ressenti, dans
cette contrée, les effets de la répercussion de la transpira-
tion cutanée : il en est résulté une ophthalmie opiniâtre et,
chez un assez grand nombre d'individus, la cécité complète.

« Je vais tracer les symptômes qu'elle nous a présentés :
engorgement des paupières, de la conjonctive et quelquefois des tuniques de l'œil ; douleur locale extrêmement
forte, attribuée par le malade à la présence de grains de
sable (ce sont des vaisseaux variqueux) ; obscurcissement
de la vue, et impossibilité de supporter la lumière vive. A
ces premiers symptômes succèdent bientôt de violentes
douleurs de tête, des vertiges et de l'insomnie. Le peu de
larmes qui se sécrètent sont âcres, irritent les paupières et
les points lacrymaux. Tous ces accidents s'aggravent et
sont fréquemment suivis de fièvre, quelquefois même
de délire. La maladie parvient à son plus haut degré le

troisième ou quatrième jour, plus tôt chez quelques individus, plus tard chez d'autres. Elle parcourt comme toutes les inflammations, ses stades ou périodes. Quelquefois elle est moins grave, et présente un caractère séreux; elle se développe alors plus lentement, et cause moins de douleur ; la rougeur est légère, les vaisseaux de .a conjonctive sont jaunâtres ; il y a dans ce cas œdématie des paupières, surabondance des larmes ; le teint du sujet est basané ; la langue est sale, ce qui peut faire regarder cette ophthalmie comme symptomatique ou séreuse.

« La terminaison de l'ophthalmie varie. Lorsqu'elle est inflammatoire et abandonnée aux seules ressources de la nature, il se forme ordinairement, vers le sixième ou septième jour, plusieurs points de suppuration sur les bords des paupières, à leur face interne et dans leurs commissures. Ces ulcérations s'étendent par degrés sur la conjonctive, attaquent la cornée transparente et souvent la perforent. Quelquefois la cornée éclate tout à coup et sans ulcération : j'en ai vu plusieurs exemples. La rupture se faisait dans les premières vingt-quatre heures de la maladie, et lorsque la conjonctive était à peine rouge. Il serait difficile d'expliquer les causes de cette rupture prompte et spontanée. Nous nous contenterons de faire observer les phénomènes qu'elle a présentés en Égypte, et les effets qu'elle a produits.

« L'ouverture qui en résulte est de forme arrondie, et d'un diamètre à peu près égal chez tous les sujets qui en ont été atteints ; elle laisse passer une partie de la membrane aqueuse ou de l'iris, et forme une hernie connue sous le nom de staphylome ; la tumeur formée par la *membrane aqueuse* est d'un gris terne ; celle de l'iris est de couleur plus foncée : cette tumeur est sensible au contact des corps extérieurs les plus légers et au frottement des paupières. La vue pendant les premiers jours est plus ou moins obscurcie, de manière que la pupille est en partie ou entièrement effacée ; mais en général le staphylome diminue par degré, rentre dans la chambre antérieure, et les membranes reprennent leur première position. Quelquefois il en reste une portion au dehors, qui s'étrangle par le resserrement de l'ouverture, perd sa sensibilité et acquiert une certaine consistance ; ou bien elle se boursoufle, se divise en plusieurs lobules, et prend un caractère carcinomateux, surtout s'il y a complication de vice vénérien. Lorsque le staphylome rentre de lui-même, l'ouverture de la cornée transparente se resserre par l'affaissement de ses bords, et laisse une petite cicatrice opaque et enfoncée qui intercepte, pendant le premier temps, le passage des rayons lumineux.

« Dans quelques cas, le cristallin et l'humeur vitrée suivent le déplacement de l'iris ; leurs membranes s'altèrent, se réduisent en suppuration ; l'œil se désorganise et perd ses fonctions. C'est ce que l'on remarque chez beaucoup d'habitants du pays, surtout chez les personnes indigentes, qui couchent presque nues sur la terre et au serein, se nourrissent de mauvais aliments, reçoivent dans le jour la poussière et les rayons brûlants du soleil, sans chercher à s'en garantir. »

Mackenzie (1), dans son traité des maladies des yeux (t. I, p. 661), consacre sous le titre d'ophthalmie contagieuse, un long chapitre à l'ophthalmie égyptienne ou militaire, qu'il reconnaît tout à fait indépendante de l'ophthalmie granuleuse, mais qu'il confond à tort avec l'ophthalmie catarrhale.

Il s'exprime ainsi :

« La maladie dont nous allons nous occuper, est essentiellement la même que celle que nous venons de décrire,

______

(1) MACKENZIE, *Traité des maladies des yeux*, traduit par E. WARLOMONT et A. TESTELIN, 1856.

l'ophthalmie catarrhale ; elle a seulement un beaucoup plus haut degré d'intensité, et, bien qu'au début elle reconnaisse les mêmes causes, c'est-à-dire les vicissitudes atmosphériques, elle se propage ensuite par le contact et peut-être par une nature subtile qui prend naissance dans les yeux malades et vient flotter dans l'air. C'est une affection très connue et très désastreuse dans les climats chauds, comme l'Égypte, la Perse et l'Inde. Comme elle est venue dans notre pays à la suite des troupes anglaises qui, en 1800, 1801 et 1802, revinrent d'Égypte, où elle est endémique depuis des siècles, elle est généralement connue sous le nom d'ophthalmie égyptienne. On l'observe rarement dans la vie privée ; elle se voit surtout dans les armées, à bord des vaisseaux, dans les maisons des pauvres, ou dans les grandes écoles publiques. Elle peut se développer sous tous les climats et dans toutes les régions du globe, et n'est point le résultat d'un principe spécifique ou d'un virus importé d'Égypte. »

Après ce court exposé, l'auteur décrit la symptomatologie de l'affection, dont une image exacte est représentée dans une de ses nombreuses et intéressantes observations (1), que je vais citer.

« Le vaisseau négrier français *le Rôdeur*, capitaine B., du port de 200 tonnes, partit du Havre le 24 janvier 1819 pour la côte d'Afrique ; il atteignit sa destination le 14 mars et jeta l'ancre à Bonny. L'équipage, composé de 22 hommes, jouit d'une bonne santé pendant tout le voyage et pendant son séjour à Bonny qui se prolongea jusqu'au 6 avril. On n'avait observé aucune trace d'ophthalmie parmi les habitants de la côte, et ce ne fut que quinze jours après que le *Rôdeur* eut repris la mer, et alors qu'il était presque

_______________

(1) Extrait de la Bibliothèque ophthalmologique de M. Guillé, t. I, p. 74. Paris 1820.

sous l'équateur, que l'on aperçut les premiers symptômes
de la maladie.

« On remarqua que les nègres, entassés au nombre de
160 à fond de cale et dans l'entre-pont, avaient contracté
une rougeur considérable des yeux, qui se propageait avec
rapidité d'un individu à l'autre. L'équipage ne fit pas
toutefois grande attention, au début, à ce phénomène,
pensant qu'il était dû au manque d'air frais dans la cale
et à la rareté de l'eau. On avait déjà été obligé, en effet,
de limiter la ration d'eau à 8 onces, et peu après on dut
la réduire à un demi-verre par jour. On pensa qu'il suf-
firait de laver les yeux avec une infusion de fleurs de
sureau, et, d'après l'avis de la personne qui remplissait à
bord les fonctions de chirurgien, d'amener les nègres chacun à son tour sur le pont. On fut obligé de renoncer à
cette mesure salutaire, car les malheureux Africains, arra-
chés à leur pays natal et désespérés par l'horreur de leur
situation, s'embrassaient et se jetaient ensemble à la mer.

« La maladie, qui s'était répandue parmi les nègres avec
une rapidité effrayante, commença à menacer l'équipage.
Le premier homme qui en fut atteint fut un matelot qui
couchait sous le pont, près de la cloison à treillis qui com-
muniquait avec la cale. Le lendemain, un mousse fut attaqué de l'ophthalmie, et dans l'espace de trois autres jours,
le capitaine et presque tout l'équipage furent également
atteints.

« Le matin en s'éveillant, les malades éprouvaient un
léger picotement avec démangeaison du bord libre des paupières, qui devenaient rouges et gonflées. Le lendemain,
le gonflement des paupières s'accroissait et s'accompagnait
d'une vive douleur ; pour la soulager, les matelots s'appli-
quaient sur les yeux des cataplasmes de riz aussi chauds
qu'ils pouvaient les supporter. Le troisième jour de la maladie, il survenait un écoulement de matière jaunâtre, assez
clair d'abord, mais qui devenait ensuite visqueux et ver-

dâtre, et dont l'abondance était telle que les malades
n'avaient qu'à ouvrir les yeux de quart d'heure en quart
d'heure pour que la matière s'en échappât à flots.

« Lorsque l'on n'eut plus de riz, on fit des cataplasmes
avec du vermicelle bouilli. Le cinquième jour, on appliqua
à quelques malades des vésicatoires à la nuque ; mais les
cantharides ayant été promptement épuisées, on s'efforça
d'y suppléer par l'usage de pédiluves sinapisés et en expo-
sant les paupières gonflées à l'action de la vapeur d'eau
chaude. Loin de diminuer sous l'influence de ce traitement,
la douleur s'accroissait de jour en jour, aussi bien que le
nombre de ceux qui perdaient la vue, de sorte que, outre
la crainte de voir les nègres se révolter, l'équipage était
frappé de terreur à la pensée de ne pouvoir diriger le
vaisseau jusqu'aux Indes orientales. Un seul matelot avait
échappé à la contagion, et c'était sur lui que reposait
l'espoir de tous.

« Le *Rôdeur* avait déjà rencontré un vaisseau espagnol, le
*Léon,* dont tout l'équipage souffrait tellement de la même
ophthalmie, qu'il était dans l'impossibilité de diriger le
vaisseau, et qu'il venait implorer l'assistance du *Rôdeur,*
dont l'état était presque aussi désespéré que le sien.
Les matelots du *Rôdeur* ne pouvaient abandonner leur
navire à cause des nègres, et ils n'avaient point de
place pour l'équipage du *Léon.* La difficulté de soigner
tant de malades dans un espace aussi restreint, le manque
de provisions fraîches et de médicaments, faisait envier
pour les survivants le sort de ceux qui mouraient, destin
qui semblait s'approcher pour tout le monde et qui cau-
sait une émotion générale.

« Quelques matelots firent usage d'eau-de-vie qu'ils
faisaient couler entre leurs paupières, et dont ils reti-
rèrent quelque soulagement, ce qui aurait pu suggérer
au chirurgien l'idée de recourir à un traitement local
stimulant. Le douzième jour, ceux des matelots qui

avaient éprouvé un peu d'amélioration, montèrent sur le pont pour soulager les autres. Quelques-uns eurent jusqu'à trois attaques de la maladie. Le gonflement des paupières s'étant dissipé, on observa quelques phycténules sur la conjonctive oculaire. Le chirurgien eut l'imprudence de les ouvrir, et cette manœuvre lui fut fatale; car l'ayant employée sur lui-même, il demeura aveugle sans espoir de recouvrer la vue.

« Lorsqu'on atteignit la Guadeloupe, le 21 juin, l'équipage était dans un état déplorable; mais bientôt, sous l'influence de l'usage de provisions fraîches et de simples lotions avec de l'eau de source et du jus de citron, recommandées par une négresse, leur état s'améliora beaucoup. Trois jours après leur arrivée à terre, le seul homme qui eût échappé à la contagion pendant tout le voyage, fut à son tour atteint des mêmes symptômes; l'ophthalmie parcourut les mêmes phases qu'elle avait suivies sur les autres malades à bord. Parmi les nègres, trente-neuf restèrent complètement aveugles, douze perdirent chacun un œil, et quatorze eurent des taches plus ou moins considérables sur la cornée. Quant à l'équipage, douze hommes restèrent complètement aveugles, entre autres le chirurgien; cinq, parmi lesquels le capitaine, perdirent chacun un œil; quatre eurent des taies considérables de la cornée avec synéchies antérieures. »

On voit par l'exposé de Larrey, comme par l'intéressante observation de Mackenzie, que l'ophthalmie égyptienne n'a aucun rapport avec la conjonctivite granuleuse: son invasion, sa marche, sa symptomatologie sont différentes, et ses suites, si désastreuses et si foudroyantes, ne peuvent être comparées à celles de la conjonctivite granuleuse. Le tableau qui nous est tracé de l'ophthalmie égyptienne ressemble de tous points à celui de l'ophthalmie purulente. De plus, l'observation relatée par Mackenzie nous apprend que l'usage du jus de citron, contre l'ophthalmie purulente, remonte à une époque ancienne et que c'est dans l'empirisme que la science l'avait puisé.

Mais si l'ophthalmie égyptienne était essentiellement l'ophthalmie purulente, il n'en est pas moins vraisemblable qu'au cours de cette épidémie, des cas isolés ou mixtes de conjonctivite granuleuse se sont développés parmi les soldats des diverses armées, puisque le pays d'origine des deux maladies restait le même, à savoir l'Égypte ou le nord de l'Afrique. On peut admettre que le processus granuleux, tantôt se montrait d'emblée, tantôt se greffait aisément sur une conjonctive déjà atteinte d'ophthalmie purulente, malade par conséquent et sans moyen de résistance. De cette façon s'explique l'expansion et la propagation du trachome dans toute l'Europe à la suite de l'ophthalmie militaire. Quant aux statistiques dressées dans les diverses armées et que nous avons reproduites, elles n'ont guère de valeur au point de vue de la conjonctivite granuleuse, étant donnée la confusion de deux maladies, dont les cas ont été englobés ensemble.

Les symptômes de la conjonctivite granuleuse varient selon la forme et la période de la maladie.

Dans la *forme simple* on constate sur la conjonctive du tarse et du cul-de-sac supérieur, surtout aux deux extrémités du tarse et sur son bord adhérent, de petites aspérités formant des îlots de coloration grise ou gris-jaunâtre, semi-transparentes, peu ou point vascularisées ; quand les aspérités ne contiennent pas de vaisseaux, on en voit de petits tout autour qui convergent vers elles. Ces aspérités sont plus volumineuses dans le cul-de-sac que sur le tarse, et donnent en général l'aspect de grains de semoules ou de frai de poisson. C'est la *forme sèche* des granulations : elle ne donne lieu à aucune réaction vive et ne provoque presque aucune sécrétion muqueuse ou larmoyante.

Cette forme de granulations n'est pas trop fréquente : car après un certain développement de l'élément granuleux, la conjonctive devient facilement vulnérable; elle s'enflamme, se complique d'élément catarrhal et constitue la forme compliquée; de plus, à la longue, elle s'hypertrophie, change d'aspect et donne lieu à d'autres transformations que nous passerons en revue dans un instant.

Dans la *forme compliquée de catarrhe*, à part les symptômes locaux que nous avons énumérés dans la forme simple, la conjonctive tant palpébrale qu'oculaire est injectée; il y a du larmoiement et une sécrétion muqueuse intense. Les malades se plaignent de douleurs passagères et plus ou moins intenses dans les yeux, de sensations de gravier sous les paupières et de sensibilité à la lumière. Ils ont, le matin, les paupières collées et les bords ciliaires couverts d'une sécrétion muqueuse desséchée, de sorte qu'ils éprouvent une certaine difficulté à ouvrir les yeux.

Les granulations ont généralement au début comme lieu d'élection, la conjonctive du tarse et du cul-de-sac supérieur. Progressivement, elles envahissent la conjonctive du cul-de-sac et de la paupière inférieure et, plus tard, la conjonctive bulbaire et la cornée.

La *forme mixte* des granulations se caractérise par la présence, à côté des néoplasies trachomateuses, d'une sorte d'hypertrophie de la muqueuse, improprement désignée sous le nom de papilles conjonctivales, et qui consiste en des élevures rouges, siégeant sur la conjonctive palpébrale, plus nettement visibles sur le tarse et donnant à la muqueuse un aspect velouté, granuleux ou framboisé.

Sur la conjonctive normale, il n'y a pas de véritables papilles : l'épithélium qui recouvre cette muqueuse pré-

sente seulement, de distance en distance, des prolonge-
ments dirigés vers sa face profonde et divisant cette membrane en un grand nombre de petits ilots. Ce sont ces petites
parties de la muqueuse, délimitées par des enfoncements
épithéliaux, qui, sous l'influence d'une irritation chronique,
tendent à faire de plus en plus saillie, jusqu'à prendre, avec
le temps, un développement tel que la conjonctive palpébrale peut être recouverte de végétations rouges, qui attei-
gnent jusqu'à 1 ou 2 millimètres de longueur et qui ressem-
blent tout à fait à ce qu'on observe dans les papillomes de
la verge.

Nous avons dit que l'élément granuleux se développe
de préférence sur la conjonctive du tarse, et plus particulièrement encore sur les deux extrémités du tarse et sur
son bord orbitaire, ainsi que dans le cul-de-sac supérieur.

Les granulations, dans le cul-de-sac supérieur de la
muqueuse, sont grises ou jaunâtres, semi-transparentes,
arrondies et parfois disposées en rangées horizontales,
soulevant en hémisphère les couches les plus superficielles
de la conjonctive. Elles sont plus volumineuses que celles
qui se développent sur la conjonctive du tarse, parce que
sur ce dernier la conjonctive est fortement adhérente au
cartilage et que les granulations ne sont pas en état de la
soulever.

Les granulations au niveau du tarse apparaissent souvent
comme de petits points clairs jaunâtres, situés dans les
couches profondes de la conjonctive; mais très souvent le
développement des papilles les soustrait complètement à
l'observation. Souvent aussi ces granulations du tarse,
en diminuant de volume, subissent un aplatissement dans
leur forme, par suite de la pression du cartilage sur le
globe oculaire. La conjonctive s'épaissit progressivement,
voilant complètement dans sa partie tarsienne les glandes
de Meibomius et leurs canaux excréteurs, qu'on voit à
l'état normal. L'hypertrophie papillaire peut englober et

noyer souvent entre ses masses exubérantes les aspérités trachomateuses.

La forme mixte, en s'associant à l'hypertrophie des follicules et à une infiltration lymphoïde totale de la conjonctive, donne naissance à la *forme diffuse* du trachome.

Dans cette forme, l'épithélium conjonctival peut subir une dégénérescence myxomateuse et constituer le trachome mou, gélatineux ou succulent des auteurs. Alors la conjonctive est épaissie, superficiellement lisse, jaunâtre et translucide comme une gelée.

Les granulations gênent singulièrement les paupières dans leurs mouvements, qui deviennent moins étendus. Quand la maladie date de quelque temps, l'infiltration de la conjonctive du fornix et du tarse supérieurs rend la paupière assez épaisse pour qu'il se produise un ptosis léger, d'origine purement mécanique. Le tarse se laisse infiltrer à son tour, participe à la lésion et s'hypertrophie ; le ptosis s'accentue. Ainsi le  paupières se trouvent gênées dans leurs mouvements ; la  aupière supérieure descend jusqu'au milieu de la corné  et donne aux granuleux l'aspect de personnes endorn es, phénomène qui augmente quand, par la participati  au mal de la conjonctive bulbaire et de la cornée, il se p  duit de la photophobie et du spasme de l'orbiculaire.  s malades, pour voir devant eux, sont obligés de renve  r la tête en arrière.

Souvent aussi on peut, dans le  rachome, observer le ptosis palpébral alors que la conjo  ive ne montre que peu ou pas d'épaississement et que  tarse reste intact. Parfois même, les patients consultent  médecin uniquement à cause de ce ptosis, n'étant pas a  ement gênés par leur trachome. On doit donc, à côté de l'  aississement de la conjonctive, chercher une autre cause p ur ce genre de ptosis. Fuchs pense avec raison que le  leveur de la paupière, dont les fibres lisses sont tendue  immédiate-

ment sous la conjonctive du cul-de-sac, participe à l'inflammation de celle-ci et se trouve paralysé.

Le processus granuleux envahit progressivement la
conjonctive bulbaire, mais il est rare de trouver des granulations trachomateuses sur cette portion de la conjonctive. La partie la plus atteinte de la conjonctive bulbaire
est la moitié supérieure, et cela s'explique aisément par
les relations intimes de continuité et de contiguïté qui
existent entre le siège de prédilection de la maladie (tarse
et cul-de-sac supérieurs) et cette partie de la conjonctive.
Pourtant, malgré cette rareté de l'envahissement de la
conjonctive bulbaire par l'élément granuleux, on observe
exceptionnellement, chez des sujets présentant un terrain
favorable, de véritables tumeurs, constituées par un tissu
mollasse, gris-rosé, ayant tout à fait l'apparence d'œufs de
grenouilles, et implantées sur la conjonctive bulbaire. Ces
masses granuleuses arrivent quelquefois à empiéter sur le
bord de la cornée et à en recouvrir une partie. En pareil
cas, la lésion cornéenne se borne à la partie recouverte par
la tumeur ; le reste n'est le siège d'aucune réaction. Ces
hypertrophies granuleuses de la conjonctive bulbaire et
cornéenne peuvent prêter à une erreur de diagnostic, et
Sichel père, dans un cas semblable, a cru à un épithélioma
de la cornée.


### Marche de la maladie.


Nous avons dit que le trachome est une affection à
marche essentiellement chronique. Cette chronicité alterne
très souvent, sous l'influence de causes multiples consti-
tutionnelles ou accidentelles que nous exposerons dans
le chapitre de l'étiologie, avec des états subaigus dans
lesquels on constate des symptômes locaux plus accentués,

une hypérémie prononcée de la conjonctive bulbo-palpébrale, une sécrétion muqueuse ou muco-purulente abondante, du larmoiement, une hyperesthésie à la lumière, allant jusqu'à la photophobie quand la cornée participe à la lésion, de la sensibilité oculaire et un picotement douloureux. Cet état subaigu peut facilement disparaître sous l'influence du traitement. Alors le trachome prend de nouveau sa forme chronique et torpide.

Peu à peu la conjonctive envahie passe de sa première phase d'hypertrophie à la seconde, la phase de sclérose ou d'atrophie cicatricielle. Cette évolution d'une phase à l'autre dure en général pendant plusieurs années. Les nombreuses cellules uniformément infiltrées dans la conjonctive, et celles qui, disposées en amas circonscrits, constituent les néoplasies trachomateuses, en partie se résorbent ou s'éliminent, et en partie se transforment en cellules fusiformes, puis finalement en fibres conjonctives. Il se forme ainsi un tissu cicatriciel rétractile; la conjonctive se raccourcit, devient plus mince et présente l'aspect tendineux. Au cours de ce processus, on voit apparaître sur la conjonctive du tarse de fines traînées cicatricielles, dont l'étendue est proportionnelle à l'importance de l'hypertrophie antérieure.

Plus la conjonctive s'hypertrophie, plus la rétraction ultérieure est prononcée et plus la marche de l'affection est traînante. Celle-ci peut durer des années dans le plus grand nombre des cas. C'est pour cela que le traitement poursuivi doit avoir pour but d'arrêter le développement de l'hypertrophie conjonctivale, afin d'abréger la durée de la maladie et de réduire au minimum ses conséquences funestes.

Le même travail cicatriciel se produit au niveau des culs-de-sac et de la conjonctive bulbaire. Il peut aussi, suivant le degré des lésions, influencer l'épisclère et la sclérotique, entraînant sur cette dernière membrane, un même processus sclérosant.

La cornée, de son côté, ne reste pas étrangère à cette transformation : elle y participe et, selon le degré du pannus ou des ulcérations dont elle a été le siège pendant l'évolution du trachome, elle se sclérose dans sa superficie ou dans sa profondeur, formant des taies et des leucômes parfois adhérents, s'ectasie, devient staphylomateuse, et ce processus, isolé ou joint à une transformation du même ordre subie par la sclérotique, peut donner naissance à une grave complication, le glaucôme secondaire post-trachomateux.

En l'absence de cette complication, l'influence des opacités cornéennes sur l'acuité visuelle dépend du degré de transparence que celles-ci laissent subsister, ainsi que de leur siège relativement au champ pupillaire de la cornée. Quand le pannus est superficiel et que la cornée reste indemne d'autre altération, un traitement méthodiquement dirigé peut le faire disparaître complètement et la cornée peut reprendre sa transparence presque normale.

Dans les cas légers de trachome, l'hypertrophie conjonctivale étant peu prononcée, les cicatrices qui en résultent sont superficielles et par conséquent sans grande importance. Malheureusement ces cas sont rares, et, dans les cas plus graves qui constituent la majorité, à mesure que les granulations les plus anciennes disparaissent, d'autres naissent d'une façon continue pendant plusieurs années, jusqu'à ce que la conjonctive soit transformée en un tissu cicatriciel inapte à produire de nouvelles néoplasies. La maladie ne s'éteint que faute d'aliment et parce que le terrain devient stérile.

Ainsi, par cette atrophie progressive, la conjonctive perd complètement ses propriétés physiologiques et donne lieu à de sérieuses complications que nous étudierons dans un autre chapitre.

Sur la conjonctive du tarse, le début de cicatrisation se caractérise par l'apparition, au milieu de la conjonctive rouge et épaisse, de raies isolées, minces et blanches, présentant l'aspect de fines traînées cicatricielles. Ces traînées se multiplient peu à peu et finissent par constituer un fin réseau. Dans les mailles de ce réseau se trouvent des ilots rouges, constitués par des parties de la conjonctive qui sont encore en pleine évolution trachomateuse, c'est-à-dire hyperémiées et hypertrophiées, n'ayant pas encore subi la transformation cicatricielle. Peu à peu, les traînées cicatricielles s'élargissent et les ilots qu'elles renferment se rétrécissent, jusqu'à ce qu'enfin la conjonctive du tarse soit devenue entièrement pâle, mince et lisse.

L'état cicatriciel de la conjonctive correspond en étendue et en intensité au degré de l'hypertrophie antérieure. Dans les cas où l'hypertrophie conjonctivale ne s'est considérablement développée que sur un certain nombre de points circonscrits, une fois le trachome terminé, ces points seuls conservent des cicatrisations profondes. Quant aux points de la conjonctive qui sont simplement infiltrés à leur superficie ou qui sont légèrement hypertrophiés, ils reviennent à leur structure normale.

Au niveau du cul-de-sac, s'établit la même transformation de l'hypertrophie en tissu cicatriciel rétracté. Si l'aspect extérieur est ici un peu différent, il est dû à l'état particulier de la conjonctive à cet endroit. On n'y voit pas, en effet, de traînées blanches ; mais le bourrelet turgescent, formé par le cul-de-sac hypertrophié, y devient peu à peu plus mince et plus plat. En même temps, la conjonctive ne cesse de se raccourcir, au point que les plis du cul-de-sac qui existent dans un œil normal, s'effacent et disparaissent (*Fig. 4. B, f₁*). La conjonctive est devenue pâle, et un voile mince de teinte blanc-bleuâtre trahit la nature cicatricielle de ses couches superficielles.

Il résulte de ce qui précède que les modifications pathologiques de la conjonctive et de la cornée, caractéristiques du trachome, acquièrent, selon les cas légers ou graves, une intensité variable. Dans les cas légers, comme nous

verons de le dire plus haut, l'hypertrophie de la conjonctive étant peu prononcée, les cicatrices qui en résultent

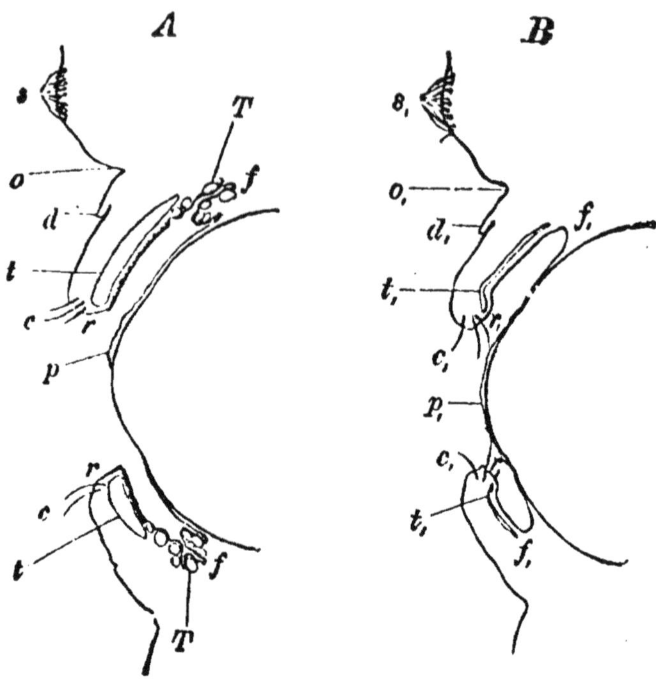



Fig. 4. — *Coupe schématique à travers les paupières et le bulbe :*
A, *Trachome récent*; B, *Trachome ancien.*

*A* montre la répartition des deux formes d'hypertrophie conjonctivale sur chaque partie de cette membrane ;

*B*, les conséquences du trachome.

s, s, sourcil ; o, $o_1$, sillon entre le sourcil et la paupière (sillon
orbito-palpébral) ; d, $d_1$, pli cutané ; c, cils dans leur position normale ; $c_1$, cils dirigés vers l'œil ; r, bord libre de la paupière, découpé
parallèlement aux deux paupières, avec l'angle postérieur bien net ;
$r_1$, bord libre regardant en arrière, son angle postérieur arrondi ;
t, tarse épaissi par l'infiltration et tapissé par la conjonctive veloutée ;
$t_1$, tarse aminci (atrophié) et fléchi à angle obtus près de son bord
libre, tapissé par la conjonctive unie ; f, cul-de-sac avec nombreuses
granulations trachomateuses T dans les plis de la conjonctive ; $f_1$, cul-
de-sac uni, sans pli (symblépharon postérieur ; p, pannus épais occupant la moitié supérieure de la conjonctive ; $p_1$, pannus rétracté cou-
vrant toute la cornée.                          (D'après Fucus.)

sont peu importantes ; de sorte qu'au bout d'un certain
temps, on a peine à diagnostiquer l'existence d'un trachome.

Plus graves sont les cas dans lesquels la cornée est envahie et participe à la lésion. Il faut observer cependant que, la plupart du temps, il n'y a pas de rapport déterminé entre les symptômes irritatifs et les altérations objectives, de même qu'il n'y a pas de rapport constant entre les altérations de la conjonctive palpébrale et celles de la cornée. On voit dans bien des cas une forte hypertrophie conjonctivale et un pannus épais évoluer sans accidents inflammatoires. On peut aussi constater des accidents inflammatoires assez prononcés avec une hypertrophie de la conjonctive et un pannus insignifiants. D'autres fois, on observe une hypertrophie considérable de la conjonctive sans pannus, et d'autres fois encore, un pannus et un ulcère cornéen à côté d'une affection légère de la conjonctive. Souvent la marche dans des cas analogues est fort irrégulière : tantôt, on assiste à des arrêts de développement du trachome et parfois même à des reculs spontanés; tantôt, au contraire, on constate des récidives et des aggravations, qui s'observent surtout quand, après avoir obtenu par le traitement une amélioration, on abandonne trop tôt l'affection à elle-même. Néanmoins on voit aussi survenir pareille aggravation, sans cause appréciable, au cours d'un traitement approprié. Ainsi une récidive subite du pannus peut, en quelque temps, faire perdre le fruit d'un traitement qui a duré des mois.

Le trachome, dans la majorité des cas, poursuit sa marche au milieu de symptômes inflammatoires modérés — photophobie, larmoiement, douleurs — qui augmentent en même temps que les altérations objectives se prononcent davantage. Cette différence dans l'intensité des symptômes tient à la marche plus ou moins rapide de la maladie. Pourtant il n'est pas rare d'observer des cas de trachome dont la marche est si traînante et si insidieuse, que les personnes qui en sont atteintes mettent longtemps à s'en apercevoir. Quelquefois, l'affection n'éveille l'attention des malades que lorsque le pannus dont elle se complique commence à altérer l'acuité visuelle. En règle générale, ces cas appartiennent à la forme granuleuse de la maladie, au véritable trachome simple.

Quand la maladie existe depuis quelque temps à l'état épidémique dans des centres d'agglomération : établissements publics, pensionnats, écoles, asiles, casernes, etc., si on fait l'examen médical des habitants de ces établissements, il arrive presque toujours qu'on en trouve un certain nombre qui se considèrent comme parfaitement sains, n'éprouvent aucune souffrance et ne se plaignent d'aucune gêne, alors que l'examen des paupières trahit déjà un développement notable de granulations trachomateuses dans le cul-de-sac conjonctival. L'attention de ces malades s'éveille quand, par une cause quelconque, à l'état simple de leur trachome s'ajoute l'élément catarrhal, qui donne lieu à la production de la forme compliquée et plus tard mixte, en même temps que des phénomènes inflammatoires subaigus apparaissent.

L'œil qui a été une fois atteint de granulations reste, après la guérison, très prédisposé à redevenir malade lorsque les causes morbides reparaissent. Cette prédisposition subsiste, tant que toute la conjonctive n'a pas été complètement désorganisée par la maladie. Cela tient probablement d'une part à ce que la première atteinte a laissé une conjonctive plus vulnérable, d'autre part à ce que la prédisposition individuelle existait antérieurement à la première atteinte.

En ce qui concerne l'âge des malades, l'âge adulte et la seconde enfance sont, pour des raisons anatomiques que nous avons déjà exposées, plus favorables au développement du trachome. On peut cependant admettre que les granulations n'épargnent aucun âge et que, dans les pays à endémicité constante (Égypte, Afrique du Nord,

Perse, etc.), le trachome existe parmi les enfants en bas âge, même à partir de un an.

## Conséquences du trachome.

La conjonctivite granuleuse abandonnée à elle-même, aux seules ressources de la nature, entraîne des conséquences plus ou moins graves, qui aboutissent très souvent à la cécité complète. C'est seulement dans les cas tout à fait bénins, et ils sont rares, que le mal peut se terminer par la guérison spontanée; dans tous les autres cas, un traitement rationnel doit intervenir de bonne heure, pour prévenir les suites fâcheuses et assurer la guérison.

Les conséquences du trachome intéressent, d'une part la conjonctive elle-même et les paupières, d'autre part la cornée, les voies lacrymales et l'œil interne.

### A. — Conjonctive.

1° *Symblépharon postérieur.*— Les cicatrices, suites de trachome, rétractent la conjonctive et effacent progressivement et complètement les plis des culs-de-sac, de telle façon que la muqueuse passe directement des paupières sur le globe (*Fig. 4, B, f₁*). Il se produit un raccourcissement de la conjonctive des culs-de-sac et par conséquent une réduction considérable du sac muqueux qui, dans les cas graves, se trouve réduit à un sillon peu profond entre les paupières et le bulbe. Si au moyen du doigt on abaisse la paupière inférieure, la conjonctive se tend en formant des plis verticaux entre la paupière et le bulbe et entraîne celui-ci dans ses mouvements. C'est ce qui constitue le symblépharon postérieur, conséquence assez fréquente

du trachome. Ici, contrairement au symblépharon antérieur, c'est la partie profonde ou postérieure des culs-de-
sac qui se rétracte et se raccourcit, tandis que dans ce
dernier, ce sont les parties antérieures des deux conjonctives, palpébrale et bulbaire, qui, à la suite des érosions
traumatiques ou autres de leurs surfaces, contractent des
adhérences. Le symblépharon gêne plus ou moins les
excursions du globe, qui se ' ·uve obligé de suivre le
mouvement des paupières.

2° *Xérosis conjonctival* (1). — La conjonctive subissant,
à la suite du processus trachomateux, la dégénérescence
cicatricielle, perd la faculté de sécréter des larmes. Cet état
constitue le xérosis, qui se manifeste par les signes suivants : le liquide sécrété devient de plus en plus rare, visqueux et filant, et prend l'aspect d'une écume desséchée. La
surface de la conjonctive, privée de la lubréfaction des
larmes, reste sèche ou incomplètement humectée. La surface des points xérotiques de la conjonctive constitue
de petites plaques graisseuses, luisantes, de teinte
blanchâtre. Les larmes coulent sur ces points malades
sans les mouiller. Dans les cas graves, quand toute la
conjonctive est prise, la sécrétion lacrymale est complètement tarie.

Le même processus s'étend sur la cornée, qui antérieurement a été atteinte de pannus et d'ulcères transformés
par place en tissu cicatriciel et devient xérotique à son
tour. Elle présente alors, par le manque de lubréfaction,
une surface mate, terne et d'aspect parcheminé ; son
parenchyme perd en même temps sa transparence. Cet état
est désigné sous le nom de xérophthalmie et constitue la
terminaison la plus fâcheuse du trachome ; la cécité est
complète et irrémédiable ; de plus, le malade est incom-

_______

(1) De ξηρός, sec.

modé par un sentiment permanent et gênant de séche-
resse.

### B. -- Paupières.

1° *Incurvation des paupières, Entropion, Trichiasis,
Ectropion.* — Les granulations, arrivées dans le stade de
cicatrisation, sont remplacées par un tissu conjonctif rétractile. Cette cicatrisation se comporte d'une façon différente
suivant les points où la conjonctive adhère plus ou moins
intimement aux parties sous-jacentes. Nous avons vu
qu'elle donnait lieu au niveau des culs-de-sac et de la
conjonctive bulbaire — c'est-à-dire là où la muqueuse est
lâchement adhérente aux parties profondes — au symblépharon postérieur et au xérosis. Du côté des paupières
au contraire, sur la face concave des cartilages tarses où
la conjonctive est plus intimement adhérente, cette rétraction cicatricielle, tendant à rapprocher les bords du fibro-
cartilage, a pour effet d'exagérer la courbure normale des
paupières.

Mais cette rétraction n'a pas le même effet sur les deux
tarses. Sur le tarse inférieur, plus petit que le supérieur,
elle présente un degré de déformation moins marqué et
moins intéressant au point de vue pathologique. Sur la
paupière supérieure au contraire, ce fibro-cartilage, plus
volumineux, s'incurve et se renverse en dedans par son
bord inférieur — bord ciliaire —, même dans les cas peu
graves, et donne lieu au trichiasis et à l'entropion. Aussi
l'étude des effets de cette rétraction n'a-t-elle d'intérêt
réellement pratique que sur la paupière supérieure.
Le trichiasis et l'entropion ne doivent pas alors être
mis simplement sur le compte des lésions conjonctivales :
les lésions simultanées du tarse y contribuent largement.

Dans le chapitre de l'anatomie pathologique nous avons
vu qu'à la longue le tarse participait au processus tracho-

mateux, qu'il s'enflammait à son tour et s'infiltrait de façon à augmenter de volume. En renversant la paupière, on sent qu'il est devenu plus épais, plus large, moins flexible, et que le renversement s'opère avec difficulté. C'est surtout près de son bord inférieur que le tarse supérieur est infiltré, et notamment le long de la ligne où il est perforé d'avant en arrière par les vaisseaux sanguins qui se rendent à la conjonctive. Le long de ces vaisseaux, l'inflammation se propage de la conjonctive dans le tarse. A l'état normal, si l'on renverse la paupière supérieure de façon à avoir sous les yeux sa face concave, on remarque que cette concavité, très peu marquée dans les trois quarts supérieurs, s'accentue brusquement à l'union de ces derniers avec le quart inférieur, de sorte que les deux parties forment à ce niveau un angle dièdre, le sillon sus-tarsal. La période cicatricielle qui suit l'infiltration inflammatoire, en rétrécissant et amincissant tout le tarse, produit l'augmentation de cette courbure normale et le renversement en dedans du bord de la paupière. En renversant celle-ci, on constate plusieurs cicatrices linéaires, disposées parallèlement au bord palpébral, et dont une surtout frappe le regard : elle se présente sous la forme d'un sillon étroit, formant une ligne blanche qui court parallèlement à 2 ou 3 millimètres au-dessus du bord libre de la paupière et intéresse la conjonctive et le tarse. C'est à l'angle dièdre normal que correspond cette dépression cicatricielle.

L'atrophie et la rétraction de la conjonctive et du tarse, dont nous venons de parler, ne suffisent pas le plus souvent pour amener la déformation du bord palpébral ; et ce qui le prouve, c'est que chez certains sujets cette déformation se produit très vite, alors que chez d'autres les lésions du tarse, même à un degré très avancé, n'arrivent point à produire l'entropion. Ces cas ne sont pas fréquents, bien entendu ; mais il faut admettre que dans la pathogénie du trichiasis et de l'entropion, à part les lésions tarso-conjonctivales, il entre pour une certaine part comme facteur étiologique, un état de contracture de la portion palpébrale de l'orbiculaire, analogue à celui qu'on rencontre souvent chez les granuleux qui présentent des complications cornéennes entraînant une photophobie persistante.

L'incurvation de la paupière modifie la direction de son bord libre et des cils qui s'y trouvent implantés. Le bord libre de la paupière supérieure, au lieu d'être dirigé directement en bas, est tourné en bas et en arrière, c'est-à-dire en dedans. Cette déformation du cartilage modifie également la direction des cils, qui se dévient de la direction normale et se dirigent de la même façon en bas et en arrière, en venant frotter directement sur la cornée, avec laquelle ils se trouvent désormais en contact permanent : c'est le *trichiasis*. Un degré plus avancé de cette incurvation de la paupière constitue l'*entropion*. Il s'ensuit que la partie inférieure de la peau palpébrale, avec les cils et le tarse, a de la tendance en se pliant, à dépasser le bord libre de la paupière, pour se prolonger sur la face palpébrale postérieure. Par ce contact continuel des cils et du bord palpébral sur la cornée et la conjonctive bulbaire, l'œil reste constamment irrité, la cornée devient de plus en plus malade, il survient des conséquences dont la gravité dépend de la durée de ces lésions.

Dans des cas très rares, l'enroulement de la paupière de dehors en dedans peut être tel qu'aucun cil ne touche le globe : toute la rangée est logée dans le cul-de-sac. Ces cas ne sont pas simplement la conséquence de la rétraction tarso-conjonctivale. Il faut, pour qu'ils se produisent, une contracture exagérée de la portion palpébrale de l'orbiculaire, telle qu'on l'observe chez les sujets nerveux (jeunes enfants ou femmes) consécutivement à une irritation chronique de l'œil. Cette forme d'entropion, dans la pathogénie de laquelle la contracture joue le rôle prépondérant, s'observe presque exclusivement à la paupière inférieure.

A part cette déformation des paupières en dedans, il en existe une autre inverse de celle-ci, dans laquelle l'incurvation se fait d'arrière en avant : nous voulons parler de l'anomalie qui porte le nom d'*ectropion trachomateux*.

Cet ectropion se rencontre généralement à la paupière inférieure. La muqueuse conjonctivale, en s'hypertrophiant, s'interpose entre le bord palpébral et le globe oculaire. Il se produit une éversion de ce bord et du point lacrymal, qui donne lieu à un larmoiement constant. Comme dans la production de l'entropion, la contracture de l'orbiculaire — le blépharospasme — entrant en scène, exagère cette éversion du bord palpébral et donne naissance à l'ectropion. Inutile de dire que cette difformité ne saurait exister sans répercussion sur la cornée, qui, se trouvant incomplètement recouverte par suite de lagophthalmos, devient le siège de lésions graves : kératite, ulcères-à hypopyon, perforation, etc.

2º *Blépharite des granuleux*. — Cette complication s'observe souvent chez les trachomateux, surtout chez les sujets qui négligent les soins de propreté. Les sécrétions conjonctivales desséchées sur le bord des paupières et mélangées aux poussières atmosphériques, se putréfient et donnent naissance à des produits très irritants pour les téguments du bord ciliaire. Cette partie s'enflamme, se tuméfie ; il se produit une éversion des points lacrymaux et, à la suite, un larmoiement qui constitue pour le bord ciliaire une cause nouvelle d'irritation. A la blépharite primitive s'ajoute une blépharite lacrymale secondaire avec excoriation de l'angle externe et blépharophimosis. Tant que les points lacrymaux ne sont pas déviés par la tuméfaction des bords des paupières, la blépharite ciliaire des granuleux peut être guérie par un traitement simplement hygiénique, qui consiste à entretenir les paupières propres, au moyen de lotions aseptiques ou antiseptiques souvent répétées.

Si la négligence du malade est poussée jusqu'à produire l'éversion de ces points et le larmoiement, la blépharite ciliaire prend la forme chronique pustuleuse, si difficile à guérir quand elle est ancienne. Après des années de durée, elle fait disparaître la totalité (madarosis) ou la plupart des cils, et imprime à ceux qui restent des déviations qui, très dangereuses pour l'œil, nécessitent des opérations difficiles et compliquées.

La blépharite ciliaire des granuleux a souvent, d'une façon indirecte, des conséquences sérieuses pour l'œil, et cela à cause des troubles qu'elle apporte dans l'élimination des larmes. En effet, le contact sur la conjonctive et la cornée d'un liquide lacrymal stagnant et altéré, entraîne une irritation chronique de cette région, irritation localisée aux parties déclives, vers lesquelles les larmes s'accumulent, et qui se traduit par une conjonctivite chronique du cul-de-sac inférieur et un pannus occupant la moitié inférieure de la cornée, pannus inférieur, d'origine lacrymale, aussi caractéristique que le pannus supérieur, dû au traumatisme par une paupière supérieure granuleuse.

Il arrive souvent que l'envahissement de la muqueuse des voies lacrymales (canalicules, sac lacrymal, canal nasal) par l'élément granuleux, constitue une des principales causes de la blépharite en question. Il se produit un rétrécissement mécanique de ces voies, dû à la présence dans leur trajet de néoplasies granuleuses. L'inflammation du sac (dacryocystite) et la blennorrhée consécutive sont très fréquentes au cours de cette complication. Le drainage des larmes ne se faisant plus, un larmoiement persistant en découle. La sécrétion stagne dans le lac lacrymal ; elle se trouve en contact avec le reste des sécrétions nocives de la conjonctive, se décompose et produit l'irritation des bords palpébraux, c'est-à-dire la blépharite granuleuse.

### C. — Cornée.

Nous avons déjà vu que la cornée était le siège de complications sérieuses et payait largement sa part à la conjonctivite granuleuse. Ces lésions qui sont, d'une part le *pannus*, d'autre part les *ulcères* et les *abcès*, ne se terminent pas en général sans laisser des traces ineffaçables de leur passage. En effet, on peut bien observer quelquefois des cas de pannus récent se résorbant complètement avec restitution de la transparence complète de la cornée ; mais ordinairement les choses ne se passent pas de cette façon, et, dans les pannus anciens où presque toutes les couches de la cornée ont été atteintes, comme après les ulcérations cornéennes, il résulte des *cicatrices* et des *opacités*.

Ces cicatrices et opacités occupent une partie ou la totalité de cette membrane diaphane, son centre pupillaire ou sa périphérie ; elles sont simples ou compliquées de synéchies iriennes (leucome adhérent) ; elles présentent ou non une déformation et une ectasie de la cornée (staphylôme ectatique), un aplatissement de la cornée, qui peut diminuer ou effacer la chambre antérieure.

Le préjudice causé à l'acuité visuelle par ces lésions trachomateuses de la cornée dépend naturellement de leur degré de cicatrisation, de leur siège sur cette membrane (centre pupillaire ou périphérie), de leur plus ou moins grande étendue (leucome partiel ou total) et de la déformation qu'elles font subir à la cornée (staphylôme ou aplatissement). La cécité peut en résulter dans les cas graves. Nous nous dispensons de décrire ici le mode de production de ces cicatrices, ce sujet ayant été traité dans le chapitre de l'anatomie pathologique.

### D. — Œil interne.

Les conséquences des granulations sur les lésions de l'œil interne sont assez sérieuses et méritent de retenir un instant notre attention.

L'iritis simple ou à hypopyon, l'irido-cyclite et l'irido-choroïdite, le glaucome secondaire et la panophthalmie, le ramollissement et la phtisie du globe s'observent assez souvent au cours des granulations, quand la cornée et la conjonctive bulbaire ont largement participé au processus trachomateux (pannus et ulcère profond de la cornée, perforation cornéenne, infection de l'œil, leucome adhérent, lésions trachomateuses de la conjonctive bulbaire et de la sclérotique).

Disons à propos du glaucome secondaire, que cette complication serait très fréquente chez les granuleux d'Orient (Turquie, Asie-Mineure, Perse, Syrie, Arabie, Égypte et Afrique du Nord).

M. de Wecker dans un article récent publié par les *Annales d'Oculistique* (mois de juillet 1900) et intitulé « *le Glaucome en Orient* » s'efforce de démontrer la fréquence considérable du glaucome sous toutes ses formes dans ce pays, et il arrive, en comparant ses propres statistiques avec celles d'un de ses anciens chefs de clinique, le docteur Esmérian, de Constantinople, à constater que le nombre des glaucomateux en Orient est double de celui de France. On remarque en effet sur le tableau inséré dans le traité complet d'ophthalmologie de MM. de Wecker et Landolt (t. II, p. 680) et portant sur 10000 malades de la clinique, que le glaucome y figure sous ses diverses formes pour 470 cas (243 hommes, 227 femmes), ce qui donne pour cette maladie une proportion de 1,17 %.

D'autre part, dans le tableau dressé par le docteur Esmérian et qui porte sur 20000 malades de sa propre clientèle à Constantinople, le chiffre des glaucomateux est représenté par 486 cas (263 hommes et 223 femmes) sous toutes les formes de la maladie. Le pourcentage est donc de 2,43 en Orient, au lieu de 1,17 à Paris. Seule la proportion entre hommes et femmes reste sensiblement la même.

Pour permettre la comparaison de ces deux tableaux, que j'emprunte à l'auteur, je vais les reproduire intégralement.

## TABLEAU DE M. DE WECKER

MALADES DE PARIS

| | Glaucome aigu. | Glaucome chronique irritatif. | Glaucome chronique simple. | Glaucome irritatif absolu. | Glaucome hémorrhagique. | Glaucome consécutif. | Prodromes de Glaucome. |
|---|---|---|---|---|---|---|---|
| Femmes .. | 7 | 110 | 31 | 44 | 6 | 20 | 9 |
| Hommes .. | 1 | 101 | 51 | 36 | 14 | 29 | 11 |
| Total ..... | 8 | 211 | 82 | 80 | 20 | 49 | 20 |
| Proportion p. 0/0... | 1,7 | 45 | 18 | 17 | 4,2 | 10,4 | 4,2 |

## TABLEAU DU DOCTEUR ESMÉRIAN

### MALADES DE CONSTANTINOPLE

| | Glaucome aigu | Glaucome chronique irritatif. | Glaucome chronique simple. | Glaucome chronique irritatif absolu. | Glaucome hémorrhagique. | Glaucome consécutif. | Prodromes de Glaucome. |
|---|---|---|---|---|---|---|---|
| Femmes .. | 8 | 10 | 63 | 91 | 1 | 44 | 6 |
| Hommes .. | 0 | 9 | 81 | 107 | 4 | 56 | 6 |
| Total ..... | 8 | 19 | 144 | 198 | 5 | 100 | 12 |
| Proportion p. 0/0... | 1,6 | 4 | 29,6 | 40,7 | 1 | 20,5 | 2,5 |

L'analyse détaillée de ces deux tableaux est, comme nous le fait remarquer l'auteur, très intéressante.

Nous allons suivre le savant maître dans ses réflexions.

« La répartition du glaucome aigu présente une ressemblance des chiffres : 8 cas à Paris (7 femmes et 1 homme) sur 10000 malades ; 8 cas à Constantinople (8 femmes) sur 20000 malades, chiffre moitié de celui de Paris, et pas un homme atteint de glaucome aigu chez les malades du docteur Esmérian.

« Les choses se présentent tout autrement pour le glaucome chronique irritatif. Tandis que cette forme de glaucome n'entre que pour 4 % à Constantinople, elle atteint chez nous 15 %. On est de même surpris de la différence, quoique moins sensible, des 18 % de glaucomes chroniques simples avec les 29,6 % du Dr Esmérian. En outre, alors que nous ne notons que 17 °/₀ de glaucomes absolus à forme irritative chronique, nous en trouvons 10,7 °/₀ chez les malades de Constantinople.

« Cette disposition prouve que le chiffre du pourcentage du glaucome chronique irritatif, rapporté à 4 °/₀, se rapprocherait sensiblement de nos chiffres, si les malades d'Orient se présentaient aux soins du médecin à la même période de leur affection que ceux de France ; elle démontre ainsi que l'indolence orientale fait accroître très sensiblement la proportion des glaucomes absolus (1).

« Le glaucome hémorrhagique paraît plus rare en Orient que chez nous : car nous n'en trouvons que 5 cas sur 20 000 malades, alors que notre tableau en présente 20 pour un chiffre double.

« Quant à la différence si choquante de 100 malades qui se présentent avec un glaucome consécutif sur 20 000 Orientaux, comparativement aux 49 cas fournis par 40 000 de nos malades, il faut encore la rapporter à cette même indifférence fataliste, qui fait que l'oriental ne se soigne guère dès le début d'un accident ou d'une maladie oculaire.

« Je regrette de ne pas disposer d'une statistique analogue à celle de M. Esmérian, dressée au Caire ou à Alexandrie sur une population bien plus homogène que celle de Constantinople et qui nous aurait fourni des renseignements précis sur la répartition des diverses formes de glaucome et sur leur fréquence chez les Arabes. On se fera néanmoins une idée de cette fréquence, en considérant le nombre de glaucomateux qui se rencontrent dans une consultation particulière. Ainsi pendant un séjour d'un mois environ et sur un chiffre de 100 malades examinés chez moi, je notai 10 cas de glaucome. Le nombre de glaucomateux que je vis en consultation et dans les

(1) Cette réflexion nous semble très juste.

diverses cliniques, est notablement plus élevé; mais, sans vouloir insister sur un ensemble de malades aussi minime, on trouvera, sans doute, considérable la proportion de cas de glaucome comparativement à ce que nous observons dans nos consultations en Europe et à Paris en particulier.

« Une autre observation est le chiffre si élevé des glaucomes consécutifs, en particulier des perforations de la cornée.

« Lorsque chez nous, à la suite d'une ophthalmie purulente, d'une kératite pustuleuse, d'une blessure, etc., il s'est produit, chez des enfants ou des jeunes sujets, une perforation restreinte avec formation d'un leucome adhérent, nous voyons souvent se conserver une vue presque parfaite, après correction, bien entendu, d'un astigmatisme plus ou moins régulier. Le glaucome consécutif avec production d'une distension staphylomateuse, ne s'observe que lorsque l'iris a été pris sur une large étendue dans la cicatrice cornéenne.

« Il n'en est pas ainsi chez les Arabes, enfants ou jeunes gens. Ici le leucome adhérent, même de très peu d'étendue, se complique très rapidement d'un excès de tension, qui, s'il ne donne pas lieu à une distension de la cicatrice cornéenne, se manifeste par les symptômes d'un glaucome chronique simple. Une intervention est donc urgente dans des cas où, chez nous, l'on s'abstient avec raison d'élargir la pupille au préjudice de la vision des enfants.

« Comment expliquer maintenant cette prédisposition au glaucome chez les Arabes? Faut-il accuser des troubles nerveux vaso-moteurs? Dans un pays de résignation et de fatalisme comme l'Égypte, qui sera certainement le dernier envahi par le socialisme, chacun se contentant de son sort, même le moins enviable, pareilles fluctuations nerveuses ne paraissent guère admissibles; il faudrait quand même, si le système vaso-moteur devait en réalité intervenir, admettre une disposition anatomique des nerfs qui régissent la circulation, la sécrétion et la sensibilité de l'œil, mais non des causes perturbatrices agissant du dehors sur l'innervation de l'œil?

« Il me paraît plus plausible d'envisager cette prédisposition d'une autre manière et de la mettre en rapport avec l'extrême fréquence des granulations en Orient. Il m'a été permis de vérifier l'exactitude d'une observation faite par un confrère de Vienne, M. L. Muller, qui a étudié les granulations en Égypte et a publié sur ce sujet un travail étendu dans les *Archives für Auhusheilkunde* (t. XL, p. 1-53.)

M. Muller s'exprime (p. 37) de la manière suivante : « Une des plus importantes observations que j'ai faites — il est vrai qu'elle n'est plus nouvelle — c'est que chaque Arabe au Caire, lorsqu'il est adulte, ne possède pas une conjonctive normale, mais sillonnée de cicatrices trachomateuses. Ces cicatrices ont un aspect caractéristique et ne laissent aucun doute sur leur provenance trachomateuse. »

« Dans les conclusions du travail de notre confrère Viennois, nous lisons (p. 51) : « Le trachome en Égypte est répandu d'une manière pandémique. L'infection se fait régulièrement avant la troisième et même le plus souvent déjà dans la première année. » Même lorsqu'elles sont très légères, la loupe permet de constater aisément la présence de ces cicatrices sur la conjonctive du tarse et du cul-de-sac. Il n'en est pas ainsi sur le revêtement du globe oculaire : là un examen plus soigneux est nécessaire. J'ai attentivement exploré la partie supérieure de la cornée des Arabes adultes, et chez beaucoup l'éclairage latéral joint à l'usage de la loupe montre un reflet et une teinte légèrement opalescents, qui noient la limite du limbe conjonctival supérieur, même chez les Arabes qui présentent à peine quelques très légères stries lacteuses festonnées sur la conjonctive tarsienne. Ces vestiges d'altérations panniformes de la cornée ne correspondent nullement à des traces visibles de cicatrices sur la conjonctive bulbaire ; et pourtant, il n'est pas hasardé d'admettre qu'elles existent aussi chez tout Oriental ayant passé par le trachome.

« Nous rapportons donc l'extrême fréquence du glaucome en Orient à une plus grande difficulté d'infiltration de la zone péricornéenne, occasionnée par la présence d'un tissu qui est le siège d'anciennes cicatrices dues aux granulations dont est atteint, dès le jeune âge, tout Arabe ou Oriental habitant le nord de l'Afrique.

« Il est possible que la structure primitive de la sclérotique intervienne encore ici, et, à cet égard, on ne doit pas oublier qu'une race émigrée de l'Orient, la race juive, ne s'est pas dépouillée depuis des milliers d'années, de la tendance qui la prédispose encore au glaucome. Cette prédisposition, loin de s'atténuer, paraît, à mesure que d'autres tares morbides s'accentuent de plus en plus chez les Israélites, s'accuser encore sensiblement, comme le prouve notre propre statistique.

« On dira que ce sont là des raisonnements théoriques de peu d'importance ; aussi nos conclusions ne portent-elles que sur deux points, dont on ne saurait méconnaître la valeur clinique, ce sont :

« 1º Qu'en Orient, plus que partout ailleurs, l'on doit être averti que les causes prédisposantes du glaucome tendent à exercer leur action avec bien plus de promptitude que chez nous et qu'il faut intervenir de suite, comme par exemple dans les cas de perforation de la cornée avec enclavement de l'iris ; 2º qu'il faut surtout en Orient ne pas se laisser berner par cette fausse doctrine, que la forme de glaucome chronique simple ne serait pas curable par voie chirurgicale et ne comporterait que le traitement médical. Sclérotomie et iridectomie montrent leur action curative définitive, surtout en Orient où le glaucome chronique simple est si fréquent, ainsi que peuvent le confirmer nos confrères qui exercent dans le nord de l'Afrique et dans les pays Orientaux en général. »

Nous ne voulons pas discuter ici l'opinion du distingué confrère de Vienne, opinion formée après des études sérieuses de la question sur les lieux, ni l'avis de M. de Wecker, pour lequel nous professons un grand respect et dont la haute compétence en matière ophthalmologique fait partout autorité ; mais il nous semble que, jusqu'à plus ample informé, il serait téméraire d'attribuer la genèse de la plupart des cas de glaucome en Orient à l'existence des granulations. D'abord, la statistique du docteur Esmérian ne spécifie pas l'étiologie des cas de glaucome consécutif ; ensuite, d'après cette même statistique, les autres formes de la maladie, à quelques exceptions près, se montrent plus nombreuses en Orient qu'en France.

Où faut-il donc chercher la véritable cause de la fréquence excessive du glaucome en Orient ? Peut-on admettre simplement comme facteur au point de vue nosologique, le caractère indolent des Orientaux résignés à leur sort et ne recourant pas à la science pour l'améliorer ? Ne faut-il pas incriminer aussi *l'état primitif* des yeux chez les Orientaux, plutôt hypermétropes ou emmétropes que myopes ? C'est là, d'après nous, qu'il faudrait chercher surtout la raison de la fréquence du glaucome en Orient. A cette première cause prédisposante vient s'ajouter, au même titre, l'influence de *l'hérédité*, qui s'exerce d'une façon toute spéciale en Orient par suite du grand nombre de mariages consanguins, fort en honneur parmi les populations musulmanes. Si donc le trachome intervient, comme *cause occasionnelle ou déterminante,* dans la production du glaucome secondaire, il convient de prendre en considération que l'état primitif des yeux et l'influence héréditaire sont chez les Orientaux des *causes prédisposantes*, qui créent un terrain particulièrement favorable à cette grave complication.

En ce qui concerne la fréquence du glaucome en France et partout ailleurs chez la race juive, nous acceptons la manière de voir de M. de Wecker, d'après laquelle l'hérédité (structure primitive de la sclérotique, conformation spéciale de l'œil, arthritisme, etc.) entretenue par le mariage consanguin, joue le principal rôle dans l'éclosion de cette maladie comme dans d'autres états morbides transmissibles par la même voie.


## Étiologie.


Nous avons vu au cours de ce travail que le trachôme est une maladie contagieuse ; aussi sa genèse et sa propagation doivent-elles être attribuées principalement à la contagion. A côté de cette cause pathogénique capitale, il y en a d'autres prédisposantes et non moins importantes. Ce sont : le climat, les conditions atmosphériques et telluriques, l'altitude du pays, l'état individuel (conditions sociales, manque d'hygiène, misère, tempérament).

*Contagion.* — Il paraît démontré aujourd'hui que la contagion est sous la dépendance de certains micro-organismes ou plutôt d'un microbe spécial, qui reste à découvrir. Plusieurs auteurs se sont occupés d'une façon particulière de la question microbienne du trachome sans arriver à un résultat définitif. Nous tenons à citer les noms des principaux d'entre eux : ce sont Sattler, Leber, Haab, Koch, Kucharsky, Michel, Cartoulis, Goldschmidt, Kocherski, Poncet, Morax, etc. Leurs recherches ont donné des résultats qui, loin d'être identiques, sont pour la plupart contradictoires. Pour les uns, le microbe du trachome serait un diplocoque semblable à celui de Neisser, associé à de fins bacilles, constatés dans les sécrétions muco-purulentes ; pour les autres, ce serait un diplocoque spécial, différent de celui de la blennorrhagie.

Nous savons qu'à l'état sain, la conjonctive offre l'hospitalité à un certain nombre de micro-organismes qui, d'après Sattler, Gasparini, etc., sont par ordre de fréquence : 1° le diplococcus de Fraenkel ; 2° les divers staphylocoques, staphylococcus pyogenes aureus, pyogenes albus, pyogenes citreus, staphylocoque de Rosenbach ; 3° le pneumocoque de Friedlander ; 4° le micrococcus cireus. Certains auteurs ont, dans des cas très rares, signalé la présence sur la conjonctive saine du streptocoque, qu'on rencontre parfois seul ou associé à d'autres cocci comme le staphylococcus albus et à des bacilles inoffensifs comme le bacille pseudo-diphtérique. Il existe encore des bacilles spécifiques de certaines formes de conjonctivite : le bacille de Weeks, dans la conjonctivite catarrhale ; le diplo-bacille de Morax, dans la conjonctivite angulaire. Il est bien certain que ces divers micro-organismes (staphylocoques, streptocoques, gonocoques, bacilles de Loeffler, de Weeks et de Morax), principaux facteurs des différentes lésions contagieuses de la conjonctive, n'entrent pas dans la genèse du trachome.

Devant les divergences d'opinions sur la pathogénie microbienne de cette maladie, nous sommes obligé d'étudier son étiologie au point de vue purement clinique.

La contagion se fait très facilement par le malade aux personnes saines, d'autant plus que la plupart des personnes atteintes au début, dans la forme simple et dans la forme torpide de la maladie, ignorent complètement l'existence de leur mal et vivent insoucieuses, sans prendre aucune précaution, au milieu de leur entourage. La maladie se transmet par les objets de toilette en commun : serviettes, essuie-mains, linge; par les habits, le partage du lit du malade, les objets de pansement, etc.

La contagion est en raison directe des sécrétions conjonctivales plus ou moins abondantes. Ainsi la forme simple (sèche, non sécrétante) est peu contagieuse. Au contraire, la forme mixte (catarrhale et sécrétante) l'est beaucoup : la contamination se fait par le transport des sécrétions. Les épidémies fréquentes de trachome dans certains pays privilégiés appartiennent à cette forme compliquée de catarrhe. La présence d'un granuleux dans une famille communique la maladie successivement à tous ses membres, et cela par le manque de précautions de propreté et d'hygiène. Les exemples de familles entières atteintes de trachome s'observent couramment dans la pratique.

Néanmoins cette opinion de la contagion du trachome admise, à peu d'exceptions près, d'une façon générale par tous les auteurs anciens et la plupart des auteurs modernes, tend aujourd'hui à se modifier. En effet, comme nous l'avons dit, il est un fait bien avéré: c'est que les granulations sèches sont peu ou pas contagieuses, et que la forme sécrétante de la maladie est particulièrement transmissible. Déjà de Arlt avait soutenu cette thèse, et M. de Wecker, dans son traité de thérapeutique oculaire paru en 1879, reproduit en ces termes les paroles du maître : « J'ai entendu, il y a une vingtaine d'années, mon maître de Arlt déclarer, dans le but de montrer combien il croyait les granulations sèches peu contagieuses, qu'il n'hésiterait pas à prendre pour soigner ses propres enfants, une bonne qui présenterait une pareille affection. Cependant, je suis convaincu que ce clinicien si expérimenté n'aurait pas manqué de surveiller attentivement sa bonne, pour ne pas se repentir plus tard d'avoir fait une fâcheuse expérience. »

La véracité des paroles de de Arlt paraît aujourd'hui presque incontestable et tend à être acceptée par plusieurs auteurs. Il y en a même qui ont été plus. loin, jusqu'à nier la contagion de n'importe quelle forme sèche ou sécrétante du trachome. Parmi ces auteurs nous devons citer les noms de Ferret, Samieh, Müller et autres, ayant tous longuement observé la maladie en Afrique. Ils citent à ce propos de nombreux exemples de granuleux vivant pendant longtemps au milieu de leur famille, sans qu'aucun autre membre soit atteint de la même affection, malgré l'absence complète de précautions; ils relatent aussi plusieurs cas de personnes ayant un œil malade depuis des années, sans que l'autre manifeste la moindre trace d'infection. Ces exemples ne sont pas rares et, pour notre compte, nous en avons observé plusieurs.

D'après ces auteurs, ce que transmettent les granuleux, ce n'est pas le trachome, mais les différentes ophthalmies qui compliquent très souvent les granulations. Or ces ophthalmies catarrhales ou purulentes, mal soignées ou abandonnées à elles-mêmes, deviennent chroniques et donnent naissance à une hypertrophie papillaire de la conjonctive. Comme ces affections sont sujettes à des poussées aiguës accompagnées d'une sécrétion très contagieuse et que la maladie transmise par contagion peut aussi, faute de soins, amener la même hypertrophie papillaire, les auteurs qui ont confondu cette hypertrophie des papilles avec l'ophthalmie granuleuse, ont été amenés à penser que cette dernière maladie était contagieuse.

D'après nous, cette manière d'envisager la question au point de vue contagion, demande encore, avant d'être complètement admise, de sérieuses études. Il convient d'ajouter que le terrain (diathèse scrofuleuse, lymphatisme) doit constituer un des principaux facteurs du développement du mal : car les attaques successives de la conjonctive sont à elles seules capables d'influencer son tissu adénoïde et de faire naître le trachome chez les prédisposés.

***Climat. Conditions atmosphériques et telluriques. Altitude.*** — Le climat a une très grande influence sur la production de la conjonctivite granuleuse. Les climats chauds favorisent le mal et prédisposent beaucoup à sa genèse. Le nord de l'Afrique : Égypte, Algérie, Tunisie, etc. ; certaines contrées de l'Asie : l'Arabie, la Syrie, la Mésopotamie (Turquie d'Asie), la Perse, les Indes, etc., sont les pays les plus éprouvés par le trachome. Le mal y règne à l'état d'endémicité constante, avec recrudescence de la forme catarrhale plus ou moins fréquente. Cependant les autres régions ne sont pas à l'abri, et l'on peut dire que le trachome existe partout, tant en Amérique qu'en Europe ; il va en décroissant du sud au nord. On le rencontre à l'état sporadique dans la Turquie d'Europe, en Grèce et dans l'archipel Grec, dans les pays Balcaniques, en Roumanie, en Bulgarie, en Autriche, en Italie, en Belgique, en Hollande, en Allemagne, en Angleterre, en Russie, etc. Il ne présente généralement pas dans ces régions le caractère épidémique grave qu'il revêt dans les pays chauds. En France la maladie n'est pas très répandue, on la trouve chez des sujets ayant séjourné dans le nord de l'Afrique et ayant contracté le mal dans ce pays même ; on l'observe aussi chez quelques habitants des grandes villes dont les yeux sont exposés à des causes d'irritation constante, ce qui indique l'influence fâcheuse d'un air chargé de poussière sur la muqueuse conjonctivale. Pour la même raison, l'habitation des pièces encombrées, mal aérées, constitue une prédisposition fréquente.

Ces différentes causes agissant à la longue peuvent produire la maladie. Toutefois chez des sujets présentant une grande prédisposition, — lymphatisme exagéré, scrofule — le mal peut éclater même après un court séjour dans un milieu favorable à sa production. La membrane conjonctivale étant la seule muqueuse de l'économie qui se trouve constamment exposée aux agressions extérieures, l'air, qui est en contact permanent avec elle, doit l'influencer différemment, selon qu'il est pur ou vicié et surchargé de poussières, chaud, tempéré ou froid, humide ou sec. Ainsi s'explique l'action irritante de l'atmosphère sur la conjonctive pendant les intempéries. L'air pur est donc une condition indispensable pour l'intégrité physiologique de la conjonctive, et, comme le degré de pureté de ce mélange gazeux est en raison directe de l'altitude d'un pays, il s'ensuit qu'il se trouve vicié et plus ou moins malsain dans les pays plats et les campagnes, moins vicié et proportionnellement plus pur dans les montagnes et les pays d'une certaine altitude. Cela nous amènera plus loin à parler de l'influence de l'altitude.

Les conditions atmosphériques influent aussi beaucoup sur la genèse et la propagation du trachome. C'est à la période des froids rigoureux en hiver comme à celle des chaleurs excessives en été qu'on observe les recrudescences et les épidémies de trachome.

De même les conditions telluriques ne restent pas sans influence sur sa production. On rencontre plus de granuleux dans les pays marécageux que dans ceux exempts de malaria. Certains auteurs ont été jusqu'à accepter une relation intime entre l'intoxication paludéenne et le trachome. Cela ne nous paraît pas vraisemblable. Nous nous rallions, à ce sujet, à l'avis d'un nombre restreint d'auteurs, d'après lesquels l'existence des nombreux cas de granulations dans les pays marécageux, doit être attribuée à l'influence du tempérament lymphatico-scrofuleux, prédominant dans ces pays. D'autre part, l'air humide et surchargé de poussières des plaines marécageuses, air vicié et plus riche en micro-organismes pathogènes, doit être considéré comme un des facteurs dans la production du mal, de même que les conditions défectueuses d'hygiène des habitants de ces pays malsains.

Un fait bie  constant, qui depuis longtemps a frappé tous les observateurs, c'est la disparition de l'ophthalmie granuleuse à partir d'une certaine altitude, ordinairement entre 300 et 600 mètres. Cette altitude diffère selon qu'il s'agit de climats chauds ou tempérés. Dans les premiers elle est très grande et il y a même des pays où l'altitude ne favorise pas la disparition du trachome. Il en est ainsi dans le Nord de l'Afrique, Égypte, Tunisie, Algérie, où cette influence n'est pas autant remarquée et où la plupart des habitants sont plus ou moins atteints. Cela dépend de l'état de l'air atmosphérique qui, dans ces régions, se trouve plus ou moins chargé de poussières. En effet, le vent du sud qui souffle dans ces pays, porte le sable dont il est chargé à toutes les altitudes, aussi bien dans les plaines que sur les hauts plateaux et sur le sommet des montagnes ; partout on respire un air brûlant et poussiéreux. Il y a même des régions plus particulièrement exposées à son influence.

La gravité du trachome diffère aussi suivant les contrées. Dans certaines localités de l'Afrique du Nord, toute la population est atteinte de granulations ; mais elles sont plus intenses chez les sujets lymphatiques et scrofuleux, plus prédisposés que d'autres à contracter la maladie. En France et dans le continent européen, au contraire, les cas observés sont généralement graves, ce qui s'explique par ce fait que les sujets qui présentent un terrain favorable à la maladie ou se trouvent placés dans des conditions hygiéniques mauvaises, sont seuls atteints et que rien chez eux ne s'oppose à ce que les granulations se développent avec toute leur intensité. Ici il est évident que les influences naturelles extérieures ne suffisent pas pour faire naître la maladie et qu'il faut, en plus, l'impression prolongée sur la conjonctive d'un air artificiellement vicié, comme celui des habitations encombrées et mal ventilées, ainsi que le manque de toute règle d'hygiène.

C'est ce qui a fait dire, avec raison, que la conjonctivite granuleuse dans nos pays est la maladie des pauvres, distinction qui cesse d'être vraie pour les contrées africaines ravagées par le trachome, où riches et pauvres sont égaux devant la pandémie granuleuse.

***Influence de l'état individuel.*** — Si on considère un certain nombre de sujets présentant des granulations conjonctivales anatomiquement identiques, on remarque que chez les uns le trachome entraine des conséquences très graves, tandis que chez les autres la maladie revêt une forme extraordinairement bénigne. Il ne s'agit pas en pareil cas, comme l'ont cru plusieurs auteurs, d'une différence dans la forme du trachome, mais simplement de causes individuelles, de la prédisposition constitutionnelle des sujets et des conditions de leur vie. Comme nous l'avons dit, la gravité tient à la diathèse lymphatique ou scrofuleuse, la nature de la maladie étant toujours invariable. En règle générale, dans la pratique, les cas de trachome constatés chez des sujets lymphatico-scrofuleux sont graves ; au contraire la bénignité s'observe chez les personnes exemptes de cette prédisposition. Parmi les sujets prédisposés, la maladie ménage moins ceux chez lesquels les soins d'hygiène et de propreté sont inconnus ; le séjour dans des endroits humides et mal aérés, l'encombrement et le manque des conditions d'hygiène (pièces étroites et malpropres, prisons, casernes, asiles, etc.) et la misère hâtent l'éclosion du mal.

Parmi les races, celles à diathèse lymphatico-scrofuleuse (prédisposante) sont les plus éprouvées. La race juive entre autres, chez laquelle la scrofule est plus répandue, en est un exemple. On voit en effet que, dans les pays spécialement éprouvés par les granulations, les Juifs sont les plus atteints. Chibret croit à l'immunité de la race celte.

L'œil qui a été une fois atteint de granulations reste, après la guérison, très prédisposé à redevenir malade lorsque les causes morbides reparaissent. Cette prédisposition subsiste tant que la conjonctive n'a pas été complètement désorganisée par la maladie : elle est due à ce que la première atteinte a laissé une conjonctive plus vulnérable, et elle s'ajoute à la prédisposition individuelle.

## Diagnostic.

L'absence de tout phénomène inflammatoire pendant les premières périodes et, dans certains cas, pendant tout le cours de l'évolution granuleuse, fait que la maladie passerait inaperçue chez beaucoup de sujets si, de parti pris, on n'examinait pas attentivement la conjonctive palpébrale et les culs-de-sac. D'autres fois, la réaction se borne à une légère sécrétion : au réveil les paupières sont lourdes, et une quantité minime de mucus s'accumule à l'angle interne comme sur les bords ciliaires des paupières, qui restent ou non collés selon l'abondance des sécrétions.

Quand la maladie existe déjà depuis un certain temps et que le cul-de-sac ainsi qu'une partie du tarse supérieur sont envahis, il se produit un des symptômes les plus caractéristiques du trachome, le ptosis plus ou moins prononcé de la paupière supérieure, qui permet de soupçonner, même à distance, la présence des granulations. Néanmoins, ce phénomène du ptosis ne s'observe pas exclusivement chez les granuleux. On peut le constater, quoique un peu moins prononcé, dans toutes les affections graves, aiguës ou chroniques, de la conjonctive, lorsque cette muqueuse se trouve profondément touchée (conjonctivites chroniques, ophthalmies catarrhales, purulentes et diphtéritiques). Dans ces cas ce n'est pas, comme en général dans le trachome, l'hypertrophie conjonctivale et l'infiltration du tarse qui en sont la cause, mais simplement la diminution de la contractilité du muscle releveur de la paupière supérieure qui, à la longue, — par continuité de tissu, surtout sur la partie du cul-de-sac supérieur où il est situé immédiatement au-dessus de la conjonctive — se trouve atteint de myosite.

Le moyen le plus sûr de reconnaître la conjonctivite granuleuse consiste dans tous les cas à examiner attentivement la conjonctive palpébrale et les culs-de-sac, surtout à la paupière supérieure, en renversant bien les voiles palpébraux. Cet examen, d'ailleurs, ne doit pas être négligé chaque fois qu'on se trouve en présence d'une conjonctivite chronique de nature quelconque. Dans les cas de granulations, on constate sur le tarse, les deux angles interne et externe du bord adhérent de ce fibro-cartilage et le cul-de-sac supérieur, des aspérités trachomateuses gris-jaunâtres et translucides, plus volumineuses dans le cul-de-sac que sur le reste de la conjonctive palpébrale supérieure.

Lorsque le trachome existe déjà depuis un certain temps, on remarque sur la conjonctive du tarse supérieur des traînées cicatricielles blanchâtres, situées horizontalement à 1 ou 2 millimètres du bord ciliaire, et on peut observer les mêmes phénomènes, quoique moins accentués, sur la conjonctive du tarse et du cul-de-sac inférieur. De plus, la muqueuse des tarses et des culs-de-sac présente par places des parties infiltrées, qui alternent avec les sillons cicatriciels et donnent l'aspect d'un tissu gélatineux ayant une nuance de couleur gris pâle.

Dans un stade plus avancé encore, lorsqu'on se trouve en présence des différentes complications du trachome, le diagnostic devient des plus faciles. On constate alors l'épaississement et l'incurvation en dedans du tarse supérieur ou des deux tarses en même temps; l'entropion et le trichiasis, partiel ou total; le pannus caractéristique des granuleux, siégeant sur l'hémisphère supérieur de la cornée ou s'étendant parfois sur toute la surface de cette membrane diaphane. D'autres fois, on observe des ulcérations cornéennes superficielles ou profondes et des déformations consécutives de cette membrane (staphylôme, aplatissement, etc.) ; la diminution de la profondeur et même l'effacement des culs-de-sac et le symblépharon ; le xérosis et la xérophthalmie (dans des cas rares) par évolution du même processus granuleux sur la conjonctive bulbaire ; la diminution de la fente palpébrale (phimosis palpébral) et le spasme de l'orbiculaire. Il s'ensuit que le diagnostic exact est souvent facile, quand on a présentes à l'esprit la symptomatologie et la marche de l'ophthalmie granuleuse.

Cependant, au début de la maladie, on se trouve parfois en présence de difficultés sérieuses pour le diagnostic, parce qu'on peut confondre aisément avec le trachome une simple hypertrophie papillaire ou une conjonctivite folliculaire. Force est donc d'établir le diagnostic différentiel entre ces deux états morbides de la conjonctive et les granulations.

On se rappellera que l'hypertrophie papillaire simple de la conjonctive est consécutive à des conjonctivites purulentes ou catarrhales mal soignées et que toute la conjonctive des deux culs-de-sac et des tarses est garnie de villosités d'un aspect rouge vif. D'ailleurs cette hypertrophie papillaire disparaît complètement à la suite d'un traitement rationnel sans laisser aucune trace de cicatrice.

Le diagnostic différentiel du trachome avec la conjonctivite folliculaire est facile, quand on se rappelle le tableau nosologique de cette dernière affection.

La *conjonctive folliculaire* a, comme caractères principaux, la présence d'élevures arrondies, diaphanes, ayant la grosseur d'une tête d'épingle, rangées en traînées suivant les plis de la muqueuse et siégeant de préférence dans les culs-de-sac conjonctivaux — surtout l'inférieur — ce qui les distingue des granulations, qui ont pour siège de prédilection la paupière et le cul-de-sac supérieurs. Sur les tarses, ces productions morbides sont peu nombreuses, moins volumineuses et peu élevées. L'examen microscopique démontre que les follicules sont constitués par une accumulation circonscrite et superficielle de tissu adénoïde, de sorte que ce dernier tissu n'étant pas attaqué profondément, la maladie guérit sans laisser de traces cicatricielles comme il en reste dans le trachome.

La conjonctivite folliculaire se présente sous la forme aiguë ou chronique, simple ou catarrhale. La forme simple est toujours insidieuse, ne se révélant chez le patient par aucun symptôme de gêne ou de souffrance. C'est seulement lorsque l'élément catarrhal s'ajoute à la forme simple que l'on est appelé à examiner les malades et que l'on constate sur les paupières et dans les culs-de-sac la présence des follicules. Aiguë ou chronique, simple ou catarrhale, cette conjonctivite folliculaire ne donne jamais lieu à des complications semblables à celles du trachome, et elle guérit sans laisser sur la conjonctive aucune trace de son passage.

Comme pathogénie, elle reconnaît le séjour dans un air vicié et confiné. Elle sévit endémiquement et s'attaque à un grand nombre de personnes dans les casernes, les asiles, les pensions, etc. Un séjour même peu prolongé au milieu d'un air non renouvelé suffit, chez les personnes dont la peau et la conjonctive sont délicates, pour faire naître cette affection.

A côté de la conjonctivite folliculaire idiopathique, qui peut prêter à confusion avec les granulations, il y en a une médicamenteuse ou toxique, provoquée par l'action sur la muqueuse conjonctivale des collyres à l'atropine, à l'ésérine, à la pilocarpine; elle présente les mêmes caractères que la première et s'attaque de préférence à certaines personnes prédisposées. Il faut y penser, quand on fait le diagnostic différentiel du trachome.

Nous devons ajouter parmi les conjonctivites folliculaires secondaires, celle symptomatique d'un vice de réfraction et qui s'observe chez les amétropes : astigmates, hypermétropes, etc. (conjonctivite folliculaire des amétropies).

Il est une autre affection conjonctivale qui peut, par sa ressemblance, induire en erreur dans le diagnostic des granulations, je veux parler de la *conjonctivite printanière* ou *catarrhe printanier*. Cependant, si au premier abord, cette maladie ressemble un peu par l'hypertrophie papillaire de la conjonctive des tarses, à un trachome mixte, elle n'en a pas moins, par l'ensemble de ses symptômes et de sa marche, une physionomie essentiellement différente.

Le catarrhe printanier présente comme caractères spéciaux : une disposition en forme de pavé des papilles hypertrophiées ; des nodosités ou hypertrophies conjonctivales brunâtres, d'apparence gélatineuse, qu'on observe sur les deux bords interne et externe, rarement sur les bords supérieur et inférieur de la cornée ; elles font relief et présentent l'aspect d'un liseré ou bourrelet hypertrophique de la conjonctive, empiétant sur la cornée et bien limité à la périphérie, tandis que le reste de cette membrane (partie centrale et paracentrale) reste à l'état normal et n'est nullement influencé dans sa transparence. De plus, la marche particulière de l'affection, ses poussées et son exaspération en été, l'amélioration et l'accalmie complète en hiver, l'absence de toute complication, son pronostic très bénin et sa guérison spontanée, lui constituent un cadre symptomatologique bien différent de celui du trachome.

Nous devons encore dire un mot du diagnostic différentiel de la conjonctivite granuleuse avec la conjonctivite ou kérato-conjonctivite pustuleuse. Le praticien en se reportant à cette dernière maladie, toute différente comme étiologie, symptomatologie, marche et conséquences, se gardera bien de la confondre avec l'ophthalmie granuleuse.

Il résulte de ce qui précède que le diagnostic du trachome n'est pas toujours facile, surtout au début, et qu'un examen superficiel peut induire en erreur. Il arrive en effet très souvent que, faute d'attention, on prend le trachome pour une simple kératite, pour une conjonctivite banale, pour un larmoiement, pour un ptosis, etc. Un examen minutieux des points d'élection du mal (culs-de-sac et conjonctive des tarses), aidé de la symptomatologie différentielle des diverses conjonctivites qui ont plus ou moins de ressemblance avec le trachome, écartera toute erreur et conduira sûrement au diagnostic.

Enfin il est des cas, qui malheureusement ne sont pas rares, devant lesquels les oculistes les plus expérimentés, les praticiens les plus sagaces, restent embarrassés, parce que tout élément de diagnostic manque complètement. Que faut-il faire en pareille occurrence ? Nous croyons que dans ces cas, le praticien ne doit pas hésiter à s'adresser directement au traitement rationnel du trachome, et, d'après le résultat thérapeutique obtenu, il formulera ultérieurement un diagnostic exact.

## Pronostic.

Généralement, le pronostic de la conjonctivite granuleuse varie suivant les pays, les conditions d'hygiène, le terrain

présenté par le malade et la durée plus ou moins longue
de la maladie.

Dans les pays où le mal se trouve à l'état d'endémicité
constante comme l'Égypte, l'Algérie, la Tunisie, l'Arabie,
la Syrie, la Perse, etc., et où les conditions de milieu sont
très favorables à son développement, les granulations sont
excessivement fréquentes, mais les cas graves, si ce n'est
chez les scrofuleux, sont relativement rares. Il en est
autrement sur le continent européen (Europe du sud et
du nord, France, Espagne, Italie, Turquie, Grèce, etc.), où,
les conditions extérieures n'étant plus les mêmes, la
maladie est moins fréquente et parfois même, selon les
régions, rare. Ici, elle n'atteint que ceux qui présentent une
prédisposition individuelle particulière, un terrain favorable ; aussi revêt-elle chez eux ses formes les plus
sérieuses.

Il en est de même chez les personnes qui vivent dans
de mauvaises conditions hygiéniques : habitations mal
aérées, malpropres et humides, manque de soins de propreté corporelle, etc. Dans les pays les plus éprouvés par
le trachome, les régions les moins riches en sources d'eau
sont plus particulièrement atteintes.

Le pronostic varie encore selon la durée plus ou moins
longue et aussi suivant les moyens thérapeutiques
appliqués aux malades. Chez les vieux granuleux, on peut
observer les plus fâcheuses conséquences de la maladie :
incurvation des tarses, entropion, trichiasis, sténose de
la fente palpébrale, xérosis conjonctival et xérophthalmie,
symblépharon, lésions cornéennes, pannus, ulcères, ecta-
sies et staphylomes cornéens, iritis, glaucome, etc. Les cas
récents, au contraire, méthodiquement soignés par un
traitement rationnel institué de très bonne heure, offrent
un pronostic des plus favorables.

Il va sans dire que les médications mal dirigées ont
une influence considérable sur le pronostic, qu'elles

peuvent rendre plus ou moins fâcheux. Et cela se comprend aisément quand on a présentes à l'esprit la marche et la terminaison spontanée du processus anatomo-pathologique du trachome. Nous savons en effet que la maladie, abandonnée à elle-même, aboutit, par la transformation cicatricielle rétractile des néoplasies trachomateuses, aux conséquences sérieuses que nous avons énumérées. Or, comme nous le verrons dans le chapitre du traitement, une grande partie de la thérapeutique du trachome consiste en des applications locales de divers caustiques, que le praticien doit choisir et manier à propos, avec prudence et habileté. Une thérapeutique faite au moyen de ces caustiques et pratiquée de façon immodérée ou sans choix, aboutirait sûrement à la production d'un tissu cicatriciel rétractile plus abondant, et, en raison des conséquences fâcheuses qui s'ensuivraient, le pronostic serait plus assombri.

## Traitement.

Une des plus justes applications du vieil adage « mieux vaut prévenir que guérir » s'impose dans la thérapeutique du trachome. Nous savons, en effet, combien les conditions tant extérieures qu'individuelles, influent sur la production et la marche de la conjonctivite granuleuse. Nous sommes donc obligés de placer, à côté du traitement thérapeutique, un traitement hygiénique et prophylactique méthodiquement institué. Mais avant d'aborder ces deux parties de la médecine du trachome, nous croyons intéressant de passer brièvement en revue les divers modes du traitement institué contre cette maladie depuis la plus haute antiquité.

Hippocrate (Ve siècle avant l'ère chrétienne) traitait le trachome de la façon suivante. Avec un écheveau de laine pure de Milet enroulé au bout d'un petit fuseau, il faisait

le brossage des paupières renversées, en prenant toutefois
garde de ne pas léser le tarse et de ne pas toucher à la
cornée ; puis il pratiquait le massage avec un topique à
base d'oxyde de cuivre (fleurs de cuivre). — (Hippocrate
περὶ ὄψιος).

Celse, qui vécut vers le milieu du dernier siècle avant
Jésus-Christ, dans son livre (*Celsi de medicinae*, lib. VI,
cap. VI, de alio genere Oculorum) recommande très rarement le râclage des paupières, à moins qu'il ne s'agisse
de cas anciens et très avancés du trachome ; il préfère
le traitement thérapeutique et diététique. Il conseille un
collyre de son invention, à base de sulfate de cuivre,
d'oxyde de zinc et de trisulfure d'antimoine.

Dioscoride (60 ère chrétienne) recommande le brossage
des aspérités trachomateuses, soit à l'aide de feuilles de
figuier, soit au moyen d'une lancette, soit encore avec
l'écaille de crustacés préparée en collyre, ou avec l'oxyde
ou le sulfate de cuivre mélangé à la gomme et transformé en collyre. Le même auteur, dans l'épaississement
des paupières, conseille le badigeonnage avec du miel,
ou l'application d'oxyde ou de sulfate de cuivre pulvérisé,
de poudre d'oxyde de fer, d'oxyde de zinc et d'alun.

Oribase (360 ère chrétienne), dans son livre sur les propriétés des remèdes simples, fait, à propos du traitement
du trachome, la description de différents collyres propres à
lui ou appartenant à des médecins qui l'ont précédé et
ayant toujours pour base les préparations de cuivre (oxyde
ou sulfate de cuivre) ou d'autres oxydes : oxyde de fer,
oxyde de zinc, etc.

Galien (131 ère chrétienne) rapporte que les médecins de
cette époque pratiquaient le grattage après renversement
des paupières, en se servant du creux d'une spatule ou de
la peau dure des animaux de mer. Il donne la formule de
plusieurs collyres, composés par lui ou par d'autres médecins, au moyen desquels on frottait les paupières malades ;

puis on étanchait avec une éponge fine. Ces collyres avaient pour base l'antimoine, les divers composés de cuivre, le tannin, l'oxyde de zinc, les oxydes ferreux, le chlorure de sodium, la gomme adragante, la myrrhe et autres gommes, l'opium, le safran (crocus), le poivre blanc, etc. Galien raconte encore qu'un de ses maîtres retournait les paupières et faisait le brossage à l'aide d'un morceau de pierre ponce préparée et émoussée complètement de ses aspérités, et qu'ensuite il appliquait un collyre à base de gomme adragante ou d'autre gomme.

Aétius (vi° siècle ère chrétienne), dans l'ouvrage « Sur le sycosis et les aspérités par Sévérus », repousse le grattage des trachomes comme étant une opération nuisible, qui occasionnerait souvent l'inflammation et la sclérose; il recommande l'usage des collyres doux et le massage des paupières avec le bout d'une sonde; puis, après la période inflammatoire, le massage avec des collyres plus énergiques.

Alexandre de Tralles (570 ère chrétienne) recommande les mêmes moyens que ses prédécesseurs et donne la formule d'un collyre préconisé par lui et contenant du zinc, de l'oxyde de cuivre, de l'opium, de la graine de têtes de pavot, de la pierre hématite ou oxyde de fer, de la pierre ponce, de la gomme, etc.

Paul d'Égine (680 ère chrétienne) mentionne les collyres en usage à cette époque ; il recommande pour le curettage des trachomes durs, les feuilles de figuier, la coque crustacés ou la peau dure des animaux de mer, et il dé en outre un instrument de son invention, auquel il don..e le nom de blépharoxyste.

Dans un important travail publié en 1889, notre maître, le Dr A. Trousseau, médecin des Quinze-Vingts, donne des renseignements très intéressants sur le traitement des granulations par les médecins Romains du ii° siècle de notre ère.

Il résulte des études de Sichel sur les cachets d'oculistes Romains découverts dans les Gaules, en Bretagne et en Belgique, ainsi que des études de Desjardins et de Thédenat, que nos confrères latins portaient avec eux un cachet servant à imprimer sur la pâte molle des collyres, le nom du médecin et celui du médicament. L'étude de ces cachets montre que les granulations étaient très fréquentes et qu'alors comme aujourd'hui, de vigoureux efforts étaient tentés pour les détruire.

AD ASP. *ad aspritudines*, lisait-on à côté du collyre contre les granulations.

Les agents thérapeutiques usités à cette époque étaient les suivants :

Le collyre *crocodes* était le plus souvent employé contre les granulations. On le rencontre douze fois indiqué sur les cachets *ad aspritudines*. Pour Desjardins, ce serait le safran de mars ou sous-carbonate de fer. Le mot *crocodes*, du grec « κροκωδης », signifie une substance préparée avec du safran ou ayant sa couleur. Bien que la plupart des auteurs contestent aujourd'hui l'interprétation de Galien à propos de ce collyre, nous croyons qu'elle doit être juste et que le *crocodes* était constitué par une partie végétale, le *crocus* ou safran, combiné à des parties métalliques, parmi lesquelles il paraît très probable que le cuivre figurait.

Le *dialepidos*, de « δια » au moyen et « λεπις » paillette ou squamme, était composé, d'après Dioscoride, de paillettes d'oxyde ou de protoxyde de cuivre, qu'on obtenait en martelant le métal une fois chauffé à incandescence. Ces paillettes, broyées avec un acide et incorporées à un excipient inconnu, formaient un caustique qu'on promenait sur les paupières.

Le *Penicillum lene*, mentionné sur 14 cachets, contribuait, d'après Desjardins, à soulager les granuleux. Pline nous dit que c'était un petit pinceau qu'on imbibait de vin miellé et qui servait à laver les yeux et à déterger les cils.

Les collyres demi-solides étaient transportés dans l'œil au moyen de bâtonnets.

L'évodes (du Grec εὐώδης parfumé), signalé sept fois, paraît être un collyre parfumé, comparable à notre eau de roses.

L'interprétation du mot *diamisyus* ou *misy*, assez usité, a donné lieu à des discussions. Les uns en font un oxyde de mercure, les autres un sous-sulfate de fer hydraté (Haussmann). Pline pensait qu'il était formé d'un mélange de pierre calcinée mêlée à de la cendre de bois de pin, ce qui n'est pas admis de nos jours. Pourtant, il faut accepter l'opinion de Galien et de Dioscoride, qui le décrivent comme un produit minéral dérivé du cuivre.

Marcellus (de medicamentis liber) nous a donné la composition du collyre *dioxus* à base de vinaigre.

Desjardins croit que le *stactum* était composé d'huile de myrrhe.

Les auteurs sont muets sur la constitution de l'*anicetum*.

Le *paccianum* appartient au célèbre Paccius Antiochus. D'après Oribase, ce collyre serait composé d'oxyde de cuivre, de zinc, de fer, de safran, d'opium, de roses sèches, de valériane des Indes, de poivre blanc, de gomme et de vin de Chio.

La myrrhe entrait dans le *diasmyrne*, et le cynocéphalien dans le *divinum* (Fournié).

Grâce à Marcellus et à Galien, nous possédons la formule complète de deux collyres employés contre les granulations.

Le premier nous donne celle de *charma* (du grec χάρμα qui signifie agréable) : *Aeris usti et loti* (cuivre brûlé), *tureae arboris costicis, ammoniaci guttae, gummi ;* le tout dilué dans l'eau de pluie.

Le second nous dit que le *sphargis* est composé de cuivre brûlé, d'oxyde de zinc, de gomme d'acacia, de safran, d'opium et de gomme.

Les Arabes, au moyen âge, ont eu recours aux procédés

chirurgicaux. Isaac-Judeus et Rhazès recommandent l'usage de la curette tranchante.

Depuis cette époque jusqu'à la fin du xviii<sup>e</sup> siècle, la préférence à été donnée au traitement chirurgical. Woolhouse pratiquait le râclage avec une brosse de barbes d'épis de blé.

Richter a ensuite préconisé les moyens médicamenteux, qui depuis ont été seuls employés pendant longtemps.

L'introduction de nitrate d'argent par Saint-Yves, dans la thérapeutique des lésions conjonctivales et du trachome, date du xvii<sup>e</sup> siècle. Depuis cette époque jusqu'à nos jours, ce précieux agent chimique a pris une part prépondérante et a rendu de grands services dans la thérapeutique oculaire en général et dans celle du trachome en particulier.

Les moyens chirurgicaux ont été repris de nouveau pendant la grande épidémie survenue à la suite des guerres de l'Empire. Luteus, Preuss et Stelwag excisaient au ciseau les grosses granulations. Sichel et Piltz pratiquaient couramment, après l'excision, de larges scarifications suivies d'attouchement au sulfate de cuivre.

Le sous-acétate de plomb a été employé comme caustique, au même titre que le sulfate de cuivre et le nitrate d'argent, par un certain nombre d'ophthalmologistes, surtout en Belgique et en France. Il est aujourd'hui presque abandonné, son action ayant été reconnue inférieure à celle de deux autres agents thérapeutiques, et de plus, il n'est pas exempt de certains inconvénients.

Desmarres employait le sulfate de cuivre pour les granulations vasculaires et pratiquait l'abrasion à la période de rétraction. Guignet faisait l'expression forcée, et Borelli en 1859, le brossage.

L'excision d'un lambeau de la conjonctive des culs-de-sac est pratiquée par Galezowski, Sneller, Eversbuch et Schwab, imitateurs de Benedict, Himly et Andrae, qui ont été les promoteurs de cette méthode.

Le traitement par l'inoculation de pus blennorrhagique (conjonctivite purulente substitutive), introduit dans la thérapeutique du trachome par Henri Walker en 1811, a été mis en pratique par la plupart des spécialistes de ces derniers temps. Frédéric Jaeger de Vienne, Warlomont de Belgique, Piringer de Prague, Bader d'Angleterre, van Roosbroech et autres, puis, en France, Desmarres, Sichel fils, Brière, Panas, Abadie, Poncet, etc. ont employé cette méthode avec plus ou moins de succès. Elle tend aujourd'hui à être complètement abandonnée : car elle peut donner lieu à des complications sérieuses locales (ulcérations et perforations de la cornée) et générales (arthrites blennorrhagiques, etc.).

Nous voici arrivés à l'époque actuelle, au traitement aujourd'hui en usage. Selon la division que nous avons adoptée, nous allons parler tout d'abord du traitement hygiénique et général, et nous nous occuperons en second lieu du traitement local.

L'impuissance du traitement local quand il est appliqué isolément, sans le concours de l'hygiène et de la thérapeutique générale, parait incontestable. Tant que les conditions du milieu et de l'état général restent les mêmes, les granulations reviennent indéfiniment, jusqu'à ce que la conjonctive soit transformée tout entière en un tissu cicatriciel, dans lequel elles ne peuvent plus se développer. L'hygiène constitue une condition indispensable pour assurer la guérison complète du mal.

### Hygiène des Granuleux.

Le changement de climat s'impose tout d'abord. La vie à la campagne, dans des régions élevées, au grand air, dans une atmosphère moins chargée de poussières et moins humide que celle des grandes villes; l'habitation de pièces assez vastes, bien aérées, bien éclairées et exemptes d'humidité ; l'isolement des malades dans les hôpitaux et asiles, et les mesures de précautions à prendre pour ceux qui séjournent au milieu de leur famille dans la clientèle privée ; la psychothérapie et le relèvement du moral des patients, qui, vu la longue durée et les rechutes continuelles du mal, se trouvent dans un grand état de découragement ; un régime alimentaire hygiénique, telles sont les principales conditions diététiques qui doivent être imposées aux granuleux.

Ceux-ci feront dans la journée des lotions fréquentes à l'eau tiède, pour enlever les poussières mélangées aux produits de sécrétion. Cette mesure de propreté doit être suivie même par les personnes saines, dans les pays où le trachome est endémique. Elle constitue le traitement prophylactique par excellence. Dans les établissements publics, cliniques ophthalmologiques, hôpitaux, asiles, casernes, écoles, etc., les malades rempliront autant que possible les mêmes conditions. Il faut surtout éviter l'entassement considérable de ces malheureux dans les mêmes salles et séparer ceux qui présentent le trachome compliqué de catarrhe, des malades qui ont des granulations sèches, afin de préserver ces derniers de la contagion du catarrhe. Nous avons vu dans le chapitre de l'étiologie que, d'après les observations des praticiens qui exercent dans les pays où le mal règne d'une façon endémique, la forme pure des granulations (granulations simples, granulations sèches) n'est pas contagieuse, et que dans la forme catarrhale et purulente, ce qui se transmet, ce ne sont pas les granulations, c'est simplement l'ophthalmie purulente, le catarrhe. Le besoin d'isoler ces deux formes du trachome se fait sentir quand on pense qu'une conjonctive déjà atteinte, comme c'est le cas dans la forme sèche, constitue un *locus minoris resistentiae* et est susceptible de devenir catarrhale, non seulement par le contage, mais encore par le manque de propreté et sous l'influence d'autres causes externes.

Les malades doivent éviter autant que possible de fatiguer leur vue par l'accommodation prolongée qu'exige le travail de près, et surtout s'abstenir de travailler le soir. Les écarts de régime, l'abus des boissons alcooliques et du tabac, les veillées successives seront sévèrement proscrits.

Dans la clientèle privée, on renseignera largement le malade sur son état, sur le danger qu'il constitue pour son entourage, et on lui recommandera les mêmes soins rigoureux de propreté, l'usage d'objets de toilette à part. Les objets de pansements seront, suivant leur importance, désinfectés ou brûlés. Il faut prévenir la famille de la possibilité de la contamination en cas de négligence. En outre, quand il s'agit d'un traitement par des attouchements avec un caustique quelconque en solution, chaque malade doit être muni d'un pinceau réservé à son usage exclusif, qui, après avoir servi à l'application du remède, sera désinfecté et enfermé dans un tube de verre. Toutefois dans ces cas, au lieu du pinceau traditionnel, nous préférons, à l'exemple de notre excellent ami le D<sup>r</sup> Millée, faire usage de petites baguettes en verre, portant à l'une de leurs extrémités un tampon de coton hydrophile stérilisé, qu'on trempe dans le mélange médicamenteux à appliquer ; nous leur donnerons le nom de baguettes porte-tampons. L'asepsie de ces porte-tampons se pratique facilement en les faisant bouillir dans l'eau.

Le port constant de lunettes fumées, forme coquille, sera recommandé à ces malades, comme moyen préservatif aussi bien contre le vent et les poussières, que contre la photophobie qui accompagne les états catarrhaux ou purulents et surtout les complications cornéennes. La teinte du verre qu'on prescrira dans cette occasion est la teinte fumée n° 1.

Dans les granulations comme dans toutes les conjonctivites, le port du bandeau ne sera permis sous aucun prétexte, parce que la conjonctive doit se trouver toujours au contact de l'air. D'un autre côté, l'application du bandeau tenant l'œil fermé, les produits de sécrétion enfermés dans l'œil lors de complications catarrhales, s'accumuleraient dans le cul-de-sac inférieur et dans l'angle interne ou lac lacrymal, et, après avoir subi la décomposition organique, donneraient lieu à des cultures microbiennes nocives, à la macération épithéliale et à l'envahissement de la cornée et des voies lacrymales. De plus, le bandeau peut provoquer le ptosis ou hâter sa production et amener, par le seul fait de la compression qu'il fait subir aux paupières, du blépharospasme, de la photophobie et, ce qui est pire encore, des complications cornéennes ou l'aggravation de celles déjà existantes. Un autre inconvénient, non moins sérieux que les précédents, est que le bandeau supprime la sécrétion des larmes, ce liquide aseptique et physiologique qui doit balayer constamment la conjonctive.

### Traitement général.

Les granulations atteignant surtout les sujets à diathèse scrofuleuse ou lymphatico-strumeuse, il est de toute nécessité qu'une thérapeutique générale soit dirigée contre ces diathèses. Les toniques : le fer, l'arsenic, l'iode seul ou combiné au fer et au tannin, le quinquina, l'huile de foie de morue, les préparations à base de glycéro-phosphate de chaux et de soude, les bains sulfureux, doivent être largement prescrits aux trachomateux.

Nous allons, pour plus de commodité, donner quelques formules :

1⁰    Granules d'arséniate de soude de 1 milligr. — N° 40.

Deux granules par jour pour les enfants au-dessous de quinze ans, et trois par jour pour les adultes au-delà de quinze ans, pris toujours en deux fois, un quart d'heure avant chaque principal repas.

2°      Liqueur arsénicale de Fowler. . . . . . .   10 gr.

De trois à six gouttes, selon l'âge du malade, dans un peu d'eau ou de lait, deux fois par jour, un quart d'heure avant les repas.

3°      Arséniate de soude. . . . . . . . .   0gr,05
        Eau stérilisée . . . . . . . . . . . .   300

De deux cuillerées à café à deux cuillerées à soupe, prises de la même façon en deux fois.

4° Pour les pays marécageux paludéens, on peut donner la préférence aux deux formules suivantes n°s 4 et 5 :

        Arséniate de soude. . . . . . . . .   0gr,05
        Élixir de quinquina. . . . . . . . .   300

De deux cuillerées à café à deux cuillerées à dessert par jour, selon l'âge du malade, prises en deux fois et de la même façon.

5°      Acide arsénieux . . . . . . . . . . . .   0gr,05
        Chlorhydrate de quinine . . . . . . .   3
        Extrait de gentiane Q. S. pour 50 pilules.

Deux à trois pilules par jour, prises en deux fois et avant les repas.

6°      Huile de foie de morue brune. . . . .   500 gr.

De deux à quatre cuillerées à soupe par jour, prises en deux fois, au commencement des principaux repas.

Pour masquer le goût désagréable de l'huile de foie de morue, on peut prescrire une émulsion quelconque, celle de Delouche par exemple, ou les :

7° Capsules d'huile de foie de morue, à la dose de six à douze par jour, en deux ou trois fois, au commencement des repas.

8°      Sirop iodo-tannique glycéro-phosphaté
        (formule du Codex). . . . . . . . . .   300 gr.

De quatre cuillerées à café à deux cuillerées à soupe par jour.

9º        Sirop de proto-iodure de fer
            (formule du Codex). . . .    300 gr.
        Même dose.


10º    Solution officinale de proto-iodure de fer.      10 gr.
    Sirop de racine de gentiane . . . . . . . ⎱
        — de feuilles de noyer. . . . . . . . ⎰ $\bar{a}\bar{a}$ 180
    Même dose.


11º    Sirop de glycéro-phosphate de chaux ou
            de soude (formule du Codex. . . . . .    300 gr.
De deux à trois cuillerées à soupe par jour, au commencement des repas.


12º      Teinture d'iode fraîchement préparée . . . .    6 gr.
De trois à six gouttes, dans un peu de lait, deux fois par jour et avant les repas.


13º      Citrate de fer ammoniacal. . . . . . . . .    3 gr.
        Élixir de quinquina (formule du Codex). . .   300
De trois cuillerées à café à deux cuillerées à soupe par jour,  avant les repas.


14º      Teinture de malate de fer. . . . . . . .    30 gr.
De dix à quinze gouttes dans un peu d'eau ou de vin blanc, deux fois par jour, au commencement des repas.


## Traitement local.


La thérapeutique locale des granulations comprend deux parties distinctes : l'une *médicale*, l'autre *chirurgicale*. Elle s'adresse au trachome lui-même ou à ses multiples complications.

Le traitement médical consiste en applications locales de divers agents médicamenteux plus ou moins énergiques, qui ont pour action de détruire par place la néoplasie trachomateuse et de la transformer en un tissu cicatriciel rétractile. Une seule idée doit dominer et guider le praticien dans l'application de ces agents pharmaceutiques :

c'est que leur action ne doit pas être trop caustique, parce qu'elle détruirait complètement la muqueuse en la transformant en un tissu cicatriciel trop rétractile, qui amènerait des conséquences graves tant pour les paupières que pour la conjonctive elle-même.

Parmi les nombreux agents employés à cet effet, quelques uns méritent presque le titre de spécifiques du trachome. Ce sont en premier lieu : le sulfate de cuivre, le nitrate d'argent, le sublimé, le tannin, l'alun, le pétrole brut, le sous-acétate de plomb ; ensuite, le protargol, les sels de zinc (sulfate et chlorure de zinc), la teinture d'iode, l'iodoforme, l'oxyde jaune et le cyanure d'hydrargyre; l'acide chromique, l'acide phénique, l'acide borique, l'acide salicylique, la pyoctanine, l'ichtyol, etc.

***Nitrate d'argent.*** — Quand les granulations s'accompagnent de sécrétions purulentes, c'est au nitrate d'argent qu'il convient d'avoir recours. Ce caustique sera employé de préférence en solution, au titre de 2 à 3 % selon l'abondance de la purulence. On ne doit en aucune façon l'appliquer comme topique en substance pure sous forme de crayon, et cela dans toutes les conjonctivites où son usage est indiqué (granuleuse, purulente, catarrhale). Il peut provoquer des désastres irréparables sur la cornée, dont la résistance épithéliale est déjà compromise d'un côté par le contact des aspérités granuleuses des paupières, de l'autre, par la présence des sécrétions. Maintes fois, avec une semblable indication, on a observé la perforation de la cornée, l'enclavement consécutif de l'iris, la luxation du cristallin qui s'élimine spontanément et sort par la partie perforée de la cornée, la panophthalmie et la perte complète de l'œil. Pour les attouchements avec la solution au nitrate d'argent, on se guidera sur l'abondance plus ou moins grande des sécrétions, ainsi que sur l'élimination de l'eschare produite par le caustique, et on fera suivant les cas un attouchement tous les deux ou trois jours. Ces cautérisations doivent être pratiquées de la façon suivante.

Après lavage préalable de l'œil malade avec une solution antiseptique quelconque : eau boriquée à 4 %, solution de cyanure d'hydrargyre à 1/10000, on instille quelques gouttes de cocaïne à 5%. Cinq minutes après, temps nécessaire pour l'action anesthésique de la cocaïne, on renverse bien les paupières, en développant convenablement les culs-de-sac, et on promène sur toute la muqueuse conjonctivale malade la solution argyrique, à l'aide d'un tampon légèrement exprimé et enroulé à l'extrémité d'une baguette de verre.

On lave ensuite soigneusement la conjonctive avec une solution boriquée à 4 %, sans qu'il soit nécessaire de neutraliser avec une solution de chlorure de sodium pour enlever les traces de sel argyrique, comme le font encore un grand nombre d'ophthalmologistes.

Cette pratique de la neutralisation devrait être abandonnée. En effet, l'action du caustique est en rapport direct avec l'état de concentration de la solution employée ; c'est ainsi qu'une solution faible a une action moindre et qu'une solution forte agit énergiquement sur la muqueuse conjonctivale. Un lavage soigné à l'eau stérilisée simple ou à l'eau boriquée, pratiqué après la cautérisation au lieu et place de la neutralisation par le chlorure de sodium, enlève l'excédent du sel d'argent sans supprimer complètement son action curative sur la muqueuse, ce que fait vraisemblablement la neutralisation au chlorure de sodium, qui donne lieu à la production de chlorure d'argent, sel insoluble et par conséquent d'utilité à peu près nulle sur la muqueuse. En suivant la pratique des lavages on n'a à concevoir aucune crainte du côté de la cornée : si celle-ci est saine, aucun danger n'est possible ; si elle présente des lésions superficielles (pannus ou ulcères superficiels), les attouchements au nitrate d'argent suivis de lavages, ne compromettent pas davantage cette membrane et trouvent toujours leur indication quand le trachome est compliqué de catarrhe; enfin, les lésions cornéennes profondes (pannus et ulcères profonds) ne contre-indiquent pas non plus l'emploi du nitrate d'argent dans la forme granuleuse accompagnée de catarrhe, à la condition que l'attouchement soit strictement limité à la muqueuse du tarse et du fornix et que le lavage soit fait ensuite avec soin. Quant à l'effet disgracieux de l'argyrose conjonctivale, qui apparait après un usage prolongé du nitrate, il ne se montre ni plus ni moins fréquemment à la suite du lavage qu'après la neutralisation.

On peut donc renoncer complètement à l'emploi du sel marin dans le but de neutraliser l'excès de nitrate d'argent, et pratiquer un simple lavage avec un liquide aseptique quelconque à une température agréablement supportée par le malade. Nous procédons ainsi depuis très longtemps et nous n'avons eu à enregistrer aucun inconvénient. Nous ne faisons d'ailleurs en cela que suivre la pratique de plusieurs ophthalmologistes très autorisés, parmi lesquels nous citerons MM. de Wecker et Masselon, Abadie, Trousseau, Chevallereau, Millée, Morax, etc.

Après la cautérisation au nitrate d'argent, une dernière instillation de cocaïne est utile, surtout chez les malades pusillanimes, pour apaiser les douleurs occasionnées par le caustique. Les cautérisations doivent être espacées à mesure que les sécrétions diminuent, et supprimées complètement vers la fin de la purulence.

En dehors des granulations compliquées de purulence, le nitrate d'argent agit favorablement sur l'élément granuleux exempt de sécrétion purulente, lorsqu'avec le traitement par d'autres topiques (sulfate de cuivre, etc.), on n'obtient aucun résultat satisfaisant. En effet on observe très souvent dans la pratique, des améliorations produites par l'application du sel d'argent dans des cas pareils, sans qu'on puisse interpréter son action bienfaisante. C'est dû probablement à la transformation que ce sel fait subir au tissu de la muqueuse, transformation qui favorise la résorption des néoplasies granuleuses.

*Sulfate de cuivre.* — Une fois la purulence des granulations combattue, c'est au sulfate de cuivre qu'il faut donner la préférence pour amener la guérison complète du trachome.

Le sulfate de cuivre est le médicament par excellence, le spécifique de la conjonctivite granuleuse. Son usage date d'Hippocrate. Le père de la médecine s'en servait dans le traitement des granulations. Nous retrouvons l'usage du sulfate de cuivre et des autres composés cupriques dans la thérapeutique du trachome chez les plus célèbres médecins de l'antiquité, dont l'existence nous est révélée par l'histoire médicale de vingt-quatre siècles. Ainsi que nous l'avons vu dans notre court exposé historique du traitement du trachome, le sulfate de cuivre est le seul agent caustique qui n'ait jamais cessé d'être employé, et aujourd'hui encore, il se tient seul debout sur les ruines de tous les autres.

L'action du sulfate de cuivre se rattache à un ordre de faits qui lui est particulier. Lorsqu'il a été promené sur la muqueuse, il donne immédiatement lieu à une vive réaction : la cuisson est extrêmement pénible, accompagnée d'exacerbations lancinantes, cruelles et continues ; il s'écoule un liquide bleuâtre abondant, produit à la fois des glandes lacrymales et du tissu conjonctival, et pendant assez longtemps le visage du patient en est littéralement inondé ; puis l'orage passe, une sensation de fraîcheur s'établit, presque agréable, et dans tous les cas précurseur d'une amélioration. Avec cela, pas d'eschare épaisse, pas d'inquiétude pour la cornée, nul danger.

Le sulfate de cuivre ne s'attaque pas à la granulation pour la détruire comme le ferait un caustique banal, mais

il amène dans le terrain qui la supporte des bouleverse-
ments tels, qu'elle en est profondément atteinte ; c'est là
le secret de la valeur de la pierre bleue et la raison pour
laquelle elle n'a été et ne sera probablement jamais détrô-
née de sa place dans la thérapeutique du trachome (1).

Le sulfate de cuivre, manié avec prudence, rend de
très grands services dans la forme commune du trachome,
où la muqueuse ne sécrète point ou sécrète peu et où les
granulations sont moyennement confluentes. Nous tâche-
rons de donner avec précision la façon de procéder dans
cette médication.

Nous avons vu que ce médicament est plus caustique et
par conséquent plus douloureux que le nitrate d'argent.
Son usage·en crayon doit aujourd'hui être abandonné, à
moins qu'il ne s'agisse d'une action limitée sur une petite
partie de la conjonctive atteinte, le reste de cette muqueuse
étant intact, et dans ce cas, c'est à un crayon de sulfate
de cuivre mitigé de cinq parties de nitrate de potasse
qu'il faut avoir recours.

Nous employons de préférence des solutions de sulfate
de cuivre dans la glycérine pure et neutre, à des titres
variant entre 5 et 10 de caustique pour 100 parties de glycérine. Ces solutions portent le nom de glycérolés de cuivre.
La formule dont nous nous servons d'ordinaire est la suivante :

Sulfate de cuivre. . . . . . . . .   0 gr. 75  
Glycérine neutre de Price. . . .   10

Selon les cas, suivant la tolérance des malades, la disparition plus ou moins rapide de l'inflammation et la
chute plus ou moins prompte de l'eschare provoquée par
l'attouchement précédent, les applications de sulfate de
cuivre seront quotidiennes, répétées tous les deux ou trois

_______

(1) GAYET de Lyon, *Leçons cliniques*, 1893, page 77.

jours, ou plus espacées quand le mal tendra vers la guérison. Jamais on ne doit les cesser brusquement ; mais, en les espaçant progressivement, on arrivera à en faire d'abord une par semaine, puis une par quinzaine, et on les supprimera ensuite complètement, pour les remplacer par une médication plus douce et plus inoffensive dont nous aurons à parler plus loin.

En tout cas, il faut se tenir prêt à reprendre ces applications de glycérolé de cuivre à la moindre apparition des symptômes de récidive, ce qui n'est pas rare.

Cette médication, pour assurer une guérison définitive, demande à être prolongée pendant deux ou trois mois et même davantage. Cela ne doit décourager ni le praticien ni le patient ; la maladie étant essentiellement chronique exige un traitement de longue durée.

Les applications de glycérolé de cuivre se font de la façon suivante : après cocaïnisation de la conjonctive bulbo-palpébrale avec une solution de cocaïne à 5 %, on procède de la même façon que pour les cautérisations avec la solution argyrique, en se servant d'un tampon-baguette trempé dans le glycérolé cuprique et légèrement exprimé ; on retourne bien les paupières, de façon à avoir la muqueuse des paupières et du fornix bien développée et l'on touche avec le tampon ainsi préparé, doucement mais sans timidité, jusqu'à ce que la surface conjonctivale touchée change de couleur et devienne légèrement grisâtre ; puis on promène sur la surface cautérisée un tampon sec de coton hydrophile, pour enlever l'excès du caustique, et on termine par une lotion d'eau boriquée froide que le malade peut faire lui-même. La réaction qui suit l'attouchement doit être combattue de la même façon par des lotions et des compresses froides trempées dans l'eau boriquée ou au besoin dans l'eau pure.

En général, les malades s'habituent facilement à ce traitement ; la sensibilité de la muqueuse diminue et s'émousse progressivement, de façon que peu à peu il s'établit une certaine tolérance de l'individu.

La présence d'un pannus léger ou intense où l'existence de lésions superficielles de la cornée (desquamation de l'épithélium, ulcères superficiels, infiltration cornéenne) ne constituent point une contre-indication aux applications caustiques de sulfate de cuivre. Au contraire, dans tous ces cas il faut s'attacher à modifier l'état de la muqueuse, cause unique du pannus et des lésions superficielles de la cornée, et les cautérisations doivent être faites de la même façon.

Toujours dans l'intervalle des attouchements, on pratiquera des lavages antiseptiques froids et des applications de compresses froides trempées dans une solution faible de sublimé sans alcool ou de cyanure d'hydrargyre à 1/10,000 ou encore dans l'eau boriquée à 4 %. Ces applications ont le double avantage d'être antiseptiques et de calmer la douleur provoquée par la réaction.

Toutefois, quand après un traitement avec le sulfate de cuivre l'état du malade reste stationnaire, il faut cesser les attouchements cupriques et avoir recours à d'autres topiques et à l'antisepsie de l'œil.

Le sulfate de cuivre est encore d'une utilité incontestable dans le cas où, l'élément granuleux étant complètement éteint et la muqueuse conjonctivale depuis longtemps cicatrisée, on constate des lésions cornéennes superficielles (kératite vasculaire, pannus, ulcération) sur la partie supérieure de cette membrane, dues au frottement des cicatrices de la muqueuse palpébrale.

***Pétrole.*** — Si pendant le traitement au sulfate de cuivre, l'œil devenait très irritable et supportait mal les attouchements, il faudrait remplacer momentanément ce topique par le pétrole brut, dont les propriétés thérapeutiques sont aussi remarquables dans le trachome. On ferait tous les

jours dans les mêmes conditions, des attouchements de la
muqueuse avec cette dernière substance, jusqu'à ce que
l'irritation ait complètement disparu ; puis on reprendrait
les cautérisations cupriques, pratiquées comme aupara-
vant. Le pétrole brut, outre ses propriétés thérapeutiques,
agit dans ce cas comme modificateur de la muqueuse
conjonctivale, qu'il rend moins sensible aux attouchements
du cuivre et moins sensible aussi aux influences nocives
extérieures.

Indépendamment de la forme du trachome qui est réfractaire au traitement par le sulfate de cuivre, le pétrole brut
se recommande dans les cas légers de granulations, où il
doit être appliqué quotidiennement en badigeonnages de
la muqueuse et de la même façon que les deux précédents topiques. Il n'est pas caustique comme ces derniers
et est très facilement supporté par les patients. Dans les
cas favorables, la guérison ou une amélioration notable
peuvent être obtenues après une application quotidienne,
continuelle pendant trois semaines ou un mois environ. Au
contraire, dans les cas moins propices, la prolongation
de la période du traitement est indispensable.

*Sublimé ou bi-chlorure de mercure.* — Cette substance
chimique est utilisée depuis longtemps comme topique
dans le traitement des granulations. Nous avons déjà vu
qu'elle est préconisée en lotions et lavages, comme adjuvant, dans le traitement local par les caustiques que nous
venons de passer en revue. Ce médicament, employé
comme topique et prudemment manié, peut rendre de
grands services. C'est en frottages, dans la forme floride
du trachome avec symptômes inflammatoires, qu'il faut
l'employer. On s'en sert en solution plus ou moins concentrée depuis 1 pour 2000 jusqu'à 1 %, et son action a
été bien constatée par la plupart des praticiens, parmi
lesquels nous pouvons citer MM. Hippel, Keining, Trous-

seau, de Wecker, Masselon, Abadie, Darier, etc. Keining, un des premiers, a fait des frottages de la conjonctive (un chaque jour) avec une solution faible à 1 pour 2 000. M. de Wecker utilise la solution concentrée à 1 %, avec laquelle il pratique deux ou trois fois par semaine, selon la tolérance du malade, le frottage de la conjonctive des paupières et des culs-de-sac. Ayant constaté plusieurs fois l'efficacité de ce dernier procédé, nous le recommandons comme un moyen assez sûr dans le traitement du trachome. Voici comment se pratique ce frottage :

Après cocaïnisation, on renverse les paupières et, avec un tampon d'ouate hydrophile trempé dans une solution à 1 % de sublimé et exprimé fortement de manière à être presque à sec, on brosse en frottant doucement la muqueuse malade, jusqu'à provoquer un saignement très superficiel et léger de la conjonctive ou plutôt un suintement séro-sanguinolent. Il faut toujours se garder de toucher à la conjonctive bulbaire ou à la cornée, parce que la solution à ce titre étant très caustique, peut provoquer une vive réaction et donner lieu à des complications sérieuses. On lave ensuite l'œil avec une solution froide d'acide borique à 1 % et on recommande au malade de faire plusieurs fois par jour chez lui les mêmes lavages.

Le frottage sera répété ainsi tous les deux ou trois jours pendant quelque temps, jusqu'à la guérison complète ou amélioration sensible, ce qu'on obtient ordinairement avec un traitement suivi pendant une période de un à quatre mois.

On peut se servir encore d'une solution plus faible au 1/300 ou au 1/500 et même au 1/1000 ; mais nous croyons qu'au point de vue du résultat, la solution concentrée au 1/100 doit toujours être préférée.

Dans ces divers procédés, le frottage agit sur la conjonctive malade, d'un côté par la substance médicamenteuse, de l'autre, mécaniquement, en exprimant les granulations.

*Tannin ou acide tannique*. — Recommandé par Hairion de Belgique, cette substance peut aussi être employée avec succès, sous forme de mucilage ou de glycérolé (solution concentrée), dans les cas anciens du trachome, là où les applications cupriques et les autres topiques, précédemment énumérés, ont échoué. On pratique de la même façon que pour le sulfate de cuivre, des attouchements quotidiens ou espacés, à l'aide d'un tampon-baguette imbibé d'un glycérolé de tannin à 10 % et légèrement exprimé. La cocaïnisation préalable et les lavages après l'attouchement à l'eau boriquée seront faits de la même façon que pour les autres caustiques. Du reste, nous devons ajouter que le tannin tend à disparaître aujourd'hui du cadre thérapeutique du trachome, comme étant un agent moins efficace que les topiques précités.

*Alun ou sulfate d'alumine et de potasse*. — Ce sel a jadis été beaucoup employé comme topique contre les granulations; mais son usage est actuellement très restreint, et c'est surtout sous forme de crayons coniques qu'on s'en sert pour faire des attouchements sur la muqueuse conjonctivale. Du reste, il n'est pas d'une grande efficacité sur le trachome ancien, où son action irritante n'est pas suffisante pour modifier la muqueuse malade et hâter la résorption ou la cicatrisation des produits néoplasiques. Il est plutôt indiqué dans les cas récents de granulations isolées modérément enflammées : dans ces cas, on doit faire tous les deux jours, avec un crayon de cristal poli d'alun, des attouchements sur les points malades, en recommandant en même temps des lotions et lavages antiseptiques avec une solution de cyanure, d'acide borique, etc.

*Sous-acétate de plomb ou sucre de Saturne*. — Introduit dans la thérapeutique du trachome par Buys de Belgique, ce sel a eu son heure de célébrité. On se servait du sous-acétate de plomb réduit en poudre très fine, qu'on appliquait sur la conjonctive malade à l'aide d'un petit pinceau à miniature à peine humecté et chargé de l'agent médicamenteux ; ou bien, on pratiquait des attouchements au moyen d'un pinceau trempé dans une solution concentrée de ce sel. Son action n'étant pas constante et se trouvant très inférieure à celle des autres topiques, de plus, ce médicament pouvant dans les complications cornéennes, occasionner par suite de sa facile diffusion à travers les lames de cette membrane, des troubles et des leucomes permanents (kératite chimique), son usage dans la thérapeutique des granulations devient de plus en plus rare aujourd'hui.

***Chlorure de zinc.*** — Il a été longtemps employé en solution concentrée comme topique par notre maître, M. Trousseau, à la clinique des Quinze-Vingts, dans les mêmes conditions que le sulfate de cuivre, sans avoir donné des résultats très satisfaisants.

***Sulfate de zinc.*** — Utile dans les cas récents et bénins et dans la période de déclin après un traitement par le caustique, cette substance est employée en collyre, soit seule en solution aqueuse au titre de 0gr 50 à 1 gramme pour 100 grammes d'eau distillée, soit mélangée dans une solution avec d'autres agents médicamenteux. Le collyre jaune appartient à cette dernière catégorie, et sa formule, d'après la nouvelle édition de la pharmacopée autrichienne, est la suivante :

Chlorhydrate d'ammoniaque . . . . . . . . . . . . . . . 0 gr. 50
Sulfate de zinc . . . . . . . . . . . . . . . . . . . . . 1   25

Faire dissoudre dans

Eau distillée . . . . . . . . . . . . . . . . . . . . . . 200 gr.

Et ajouter

    Safran d'Espagne. . . . . . . . . . . . . . . . . . . . .  0 gr. 10
    Camphre (dissous dans 20 gr. d'alcool de vin dilué).. 0     40

Faire digérer le tout à 35° ou 40° pendant 24 heures, en l'agitant souvent, et ensuite filtrer.


Ces deux collyres sont employés en instillations, matin et soir, à la dose de 2 à 3 gouttes chaque fois.

Une autre manière de procéder avec le sulfate de zinc consiste à faire sur les paupières entr'ouvertes, matin et soir, pendant 20 minutes chaque fois, des applications de compresses froides bien trempées dans une solution à 1 pour 300 de ce sel.


*Acide chromique*. — Nous le signalons pour mémoire puisqu'il a été expérimenté, mais les résultats peu satisfaisants qui en ont été obtenus ne nous permettent pas d'en recommander l'emploi.


*Phénol ou acide phénique*. — L'acide phénique est employé comme topique dans le procédé chirurgical de Manolescu. On verra plus loin son usage à propos de la description de ce procédé. D'un autre côté cet agent, en solution faible de $0^{gr}$ 30 à $0^{gr}$ 50 pour 100 grammes d'eau stérilisée, peut être utile, soit sous forme de compresses, soit en lavages, dans le trachome compliqué de catarrhe, ainsi que dans la blépharite des granuleux ; dans cette dernière affection, on peut l'employer même en pulvérisations. Il ne faut pas se servir d'une solution plus forte, parce que cette substance deviendrait irritante pour la muqueuse conjonctivale et donnerait lieu à une vive réaction qui pourrait aggraver le mal et provoquer, tant sur la conjonctive palpébro-oculaire que sur la cornée, des complications sérieuses.

Il est intéressant et utile de savoir que l'acide phénique calme certainement les démangeaisons qui accompagnent parfois les conjonctivites et blépharo-conjonctivites, ce qui s'explique par l'action analgésiante de ce médicament.

***Protargol ou albuminate ou protéïnate d'argent.*** — Le protargol est une combinaison d'argent avec des substances protéïques. Sa teneur en argent est de 8,3 %, c'est-à-dire qu'elle est très faible comparativement à celle du nitrate d'argent, qui est de 63,5 %. Ce sel se présente sous forme de poudre fine, couleur jaune clair, facilement soluble dans l'eau simple ou alcalinisée, dans la glycérine, dans les solutions d'albumine et dans le sérum sanguin. Ses solutions aqueuses, d'une couleur brune jaunâtre et parfaitement claires, ne donnent aucun précipité par l'addition des alcalis, du chlorure de sodium, des sulfures alcalins, des acides faibles ou dilués.

Les solutions de protargol se décomposent, comme celles du nitrate d'argent, par l'action de la lumière, dont elles doivent être tenues à l'abri. De même elles produisent, après un usage prolongé, l'argyrose conjonctivale.

Les anesthésiques comme la cocaïne, l'eucaïne, l'holocaïne, la tropocaïne, ne sont pas précipités de leurs solutions par le protargol et peuvent entrer en combinaison heureuse avec lui (Darier).

Le protargol a été expérimenté en ophthalmologie par nombre de praticiens en France et à l'étranger, notamment par MM. Panas, Valude, Darier de Paris, Trumert de Berne, etc. Vu sa faible teneur en argent, il doit être employé en solution concentrée variant entre 20 et 50 %. Son action sur la muqueuse conjonctivale est inférieure à celle de son congénère le nitrate d'argent : elle est moins caustique, moins douloureuse et moins durable.

Parmi les praticiens, les uns, partisans enthousiastes de la médication protargolique, sont allés jusqu'à la substituer au nitrate d'argent dans tous les cas où la médication argyrique était indiquée ; les autres, à la tête desquels nous pouvons citer MM. Panas, Trousseau, Valude, Millée, Terrien et autres, n'ont trouvé dans cet agent qu'une valeur curative médiocre, et ont été amenés à des conclusions d'après lesquelles celui-ci ne doit, sous aucun prétexte, remplacer le nitrate d'argent et peut seulement servir comme adjuvant au cours du traitement des ophthalmies par le nitrate.

D'accord avec ces derniers, nous admettons que le protargol peut être employé en attouchements de la conjonctive, de la même façon que le nitrate d'argent, mais en solution concentrée variant entre 20 et 50 %, dans les conjonctivites catarrhales bénignes simples ou compliquant les granulations, ainsi qu'en injections dans le sac et le canal nasal au cas de blennorrhée, de dacryocystite et de catarrhe muco-purulent chronique des voies lacrymales ; mais que dans l'ophthalmie purulente franche ou dans l'ophthalmie purulente qui complique le trachome et où une action prompte et énergique s'impose de primo abord, le nitrate d'argent ne saurait être remplacé par aucun autre agent médicamenteux plus efficace et doit rester le médicament de choix ; que dans ces cas on peut ajouter, seulement à titre d'adjuvant, des instillations répétées trois ou quatre fois par jour avec une solution faible à 5 % de protargol ; enfin que les mêmes instillations peuvent rendre aussi des services dans les cas de conjonctivite légère.

***Oxyde jaune d'hydrargyre ou précipité jaune***. — Cette substance peut être employée sous forme de pommade, en applications simples, dans les cas de granulations préalablement transformées et améliorées par le sulfate de cuivre ou par les autres caustiques. Ces applications, qu'on peut prescrire dans l'intervalle des attouchements cupriques ou après la cessation de ce traitement, consistent à introduire une ou deux fois par jour (matin et soir) à l'aide d'une baguette-cristal, dans les culs-de-sac conjonctivaux, gros comme un petit pois de la pommade à 1 ou 2 % d'oxyde jaune de mercure préparé par voie humide, et à faire ensuite un massage doux sur les paupières, pour répandre la pommade sur toute la conjonctive malade et aussi sur la cornée en cas de pannus et d'opacités de cette membrane ; car cet agent est surtout indiqué dans les cas compliqués de pannus ou d'opacités cornéennes.

De même, la pommade à l'oxyde jaune de mercure peut être employée d'emblée en frottages dans les granulations diffuses. Ces frottages doivent être faits deux fois par semaine de la façon suivante : après cocaïnisation, on renverse les paupières, et on frotte doucement la muqueuse atteinte, à l'aide d'un tampon de coton hydrophile préalablement humecté dans une solution boriquée, fortement exprimé et enduit ensuite de pommade jaune. Les lavages antiseptiques doivent toujours être prescrits dans l'intervalle de ce traitement.

Ce qui importe dans les applications de pommade à l'oxyde jaune d'hydrargyre, comme dans l'application de toute autre substance active employée sous forme de pommade contre une lésion oculaire quelconque, c'est de choisir avec grand soin l'excipient graisseux qui doit servir à la préparation de la pommade : cet excipient doit être exempt de toute matière étrangère ou septique et chimiquement pur, afin de ne pas compromettre le résultat thérapeutique par l'action irritante sur l'œil d'une substance impropre. Disons à ce propos, que la plupart des vaselines du commerce d'un prix très réduit ne sont pas chimiquement pures et contiennent des matières étrangères, surtout des traces d'acide sulfurique très nuisible en oculistique. Il faut donc s'assurer à l'avance de la parfaite pureté de ce véhicule.

***Iodoforme.*** — Il peut parfois être utile dans les mêmes conditions que l'oxyde jaune de mercure, mais ce n'est pas un agent thérapeutique fidèle. On l'emploie pour le frottage de la conjonctive, de la même façon que l'oxyde jaune d'hydrargyre, en pommade, incorporé à la vaseline au titre de 5 à 10 %, ou en poudre, mélangé dans les mêmes proportions à l'acide borique.

***Teinture d'iode.*** — Cette préparation convient en badigeonnages, dans la forme de trachome réfractaire au traitement par le sulfate de cuivre ou par d'autres caustiques ; dans les granulations simples avec peu ou point de sécrétions ; dans les granulations dures et coriaces, ou devenues telles par l'usage de caustiques ; dans l'état velouté des conjonctives palpébrales, compliqué de blépharite chronique. Nous devons ajouter qu'il ne faut pas non plus avoir grande confiance dans cet agent thérapeutique.

***Acide borique.*** — L'acide borique a été préconisé pour le traitement direct du trachome par Costomiris d'Athènes. C'est sous forme de frottages de la conjonctive qu'il faut l'employer. Pour cela, après cocaïnisation, on renverse bien les paupières, on saupoudre la muqueuse en y déposant une couche d'acide borique finement pulvérisé ; puis, par des frottages répétés, pratiqués avec la pulpe de l'index recouvert d'une compresse d'un tissu un peu dur, préalablement trempée dans une solution boriquée, on cherche à faire pénétrer cette substance dans la conjonctive malade. Il s'ensuit un léger suintement sanguin, qui ne présente aucun inconvénient. Ces séances doivent être faites d'abord tous les deux ou trois jours, puis, à mesure que l'accoutumance se produit, tous les jours et en prolongeant de plus en plus le frottage.

Outre son usage comme topique, l'acide borique constitue, ainsi que nous l'avons vu, un des meilleurs adjuvants employé en lotions et lavages, au titre de 1 %, au cours du trachome et dans l'intervalle des cautérisations.

***Cyanure de mercure.*** — C'est un adjuvant très utile, employé en lotions et lavages pendant tout le cours du traitement du trachome, dans l'intervalle des cautérisations ou des applications des différents topiques. On se sert habituellement d'une solution à 1 pour 10 000 ou pour 5 000.

De plus, la solution concentrée à 1 % est utilisée avec succès pour le frottage de la conjonctive granuleuse à l'état floride ; on procède de la même façon qu'avec le sublimé (voir page 102). Il faut, en effet, recourir au frottage avec le cyanure dans tous les cas où on n'a pu obtenir avec le sublimé un résultat assez satisfaisant.

***Acide salicylique.*** — M. Motais d'Angers préconise le traitement des granulations par l'acide salicylique en solution alcoolique. Il fait tous les deux jours une cautérisation à l'aide d'un pinceau trempé dans la solution suivante :

> Acide salicylique.......... 3 gr.
> Alcool à 60°.............. 60

L'acide salicylique est encore employé comme adjuvant, en solution faible, combiné à l'acide borique, sous forme de lotions et de lavages accompagnant un traitement énergique par les topiques indiqués. La formule suivante de M. de Wecker est la meilleure :

> Acide salicylique.......... 0 gr. 50
> Acide borique ........... 20
> Eau distillée............. 500

***Pyoctanine.*** — L'usage de cet agent, produit de couleurs d'aniline, tend à disparaitre aujourd'hui du domaine thérapeutique du trachome. Vantée autrefois contre les ophthalmies catarrhale et purulente et contre le trachome compliqué de ces mêmes affections, la pyoctanine n'a pas donné des résultats encourageants, et c'est seulement pour mémoire que nous la citons.

On se servait pour les instillations, des solutions suivantes :

1°      Pyoctanine jaune . . . . . . . .     0 gr. 10 à 1 gr.
        Eau distillée . . . . . . . . . .   100 gr.

En instillations, une ou plusieurs fois par jour, dans la conjonctivite granuleuse compliquée de catarrhe et de purulence faible.

2°      Pyoctanine bleue . . . . . . . .     1 gr.
        Eau distillée . . . . . . . . . .   100

En instillations, une ou plusieurs fois par jour, dans les granulations compliquées de forte purulence et dans les blépharites des granuleux.

*Ichthyol.* — C'est un produit de la distillation de certaines roches bitumineuses, provenant de la décomposition de matières animales et surtout de poissons, qu'on traite d'abord par l'acide sulfurique concentré, et qu'on neutralise ensuite par la soude ou l'ammoniaque. C'est par conséquent un sulfo-ichthyolate de soude ou d'ammoniaque. Ce dernier est le plus employé en oculistique.

L'ichthyol est une substance liquide d'une consistance épaisse, ayant l'aspect du goudron. Soluble à parties égales dans l'eau, l'alcool et l'éther, il s'incorpore très facilement aux corps gras (pommades et huiles). Il possède des propriétés antiseptiques, analgésiques et vaso-constrictives. Il est employé avec succès contre les diverses dermatoses et, en oculistique, dans l'eczéma palpébral, les blépharites ciliaires, le trachome et les diverses conjonctivites.

C'est sous forme de pommade qu'on l'utilise contre le

trachome (état torpide). Les formules en usage sont les suivantes :

1° Pommade faible.

> Ichthyol . . . . . . . . . . 2 gr. 50
> Vaseline pure. . . . . . . . 100

2° Pommade forte.

> Ichthyol . . . . . . . . . . 5 à 10 gr.
> Vaseline pure. . . . . . . . 100

On en introduit une petite quantité sous les paupières, à l'aide d'une baguette-cristal, matin et soir, en ayant soin de faire ensuite sur les paupières, pendant deux ou trois minutes, un doux massage digital.

L'emploi de ces pommades est aussi indiqué dans la blépharite granuleuse.

Dans les granulations isolées et limitées à certains points de la muqueuse, il faut s'abstenir de faire usage des liquides caustiques : car ceux-ci agissent aussi sur les parties non envahies et peuvent détruire la conjonctive saine. En pareil cas, la préférence sera donnée au crayon mitigé de nitrate d'argent et de sulfate de cuivre (une partie de sulfate de cuivre ou de nitrate d'argent avec quatre parties de nitrate de potasse) ou au crayon d'alun en nature. On peut ainsi limiter facilement l'action du caustique sur la muqueuse malade. De plus, comme mesure de précaution, chaque patient doit posséder un crayon pour son usage personnel.

Il nous reste à dire un mot du traitement médical applicable aux malades qui, pour une raison ou pour une autre, ne peuvent être visités que de loin en loin par le médecin. Dans ces conditions, on fera des cautérisations de la conjonctive malade toutes les fois que cela sera possible, et, d'après les cas qui se présenteront, on prescrira tantôt un médicament à base de cuivre, tantôt le nitrate d'argent, d'autres fois encore l'oxyde jaune d'hydrargyre ou des sels de zinc, etc. Nous croyons utile de citer ici quelques formules :

1°      Nitrate d'argent cristallisé..............   0 gr. 05
        Eau distillée.........................   15

Instiller deux ou trois gouttes, matin et soir.


2°      Nitrate d'argent cristallisé.............   0 gr. 10
        Eau distillée.........................   10

Instiller de la même façon, une ou deux gouttes, matin et soir.


3°      Vaseline chimiquement pure.............   10 gr.
        Sulfate de cuivre.....................   0 gr. 15

A l'aide d'une petite baguette-cristal, introduire chaque soir sous les paupières, gros comme un petit pois de cette pommade.


4°      Sulfate de cuivre ...................   0 gr. 10
        Eau distillée.........................   10

Instiller une ou deux gouttes, matin et soir.


5°      Vaseline blanche chimiquement pure..   10 gr.
        Oxyde jaune d'hydrargyre, préparé par
            voie humide......................   0 gr. 10 à 0 gr. 20
        Huile d'amandes douces, quelques gouttes, pour incorporer.

Introduire chaque soir, à l'aide d'une baguette-cristal, sous les paupières, gros comme un petit pois de cette pommade.


6°      Sulfate de zinc.......................   0 gr. 05
        Eau distillée.........................   10

Instiller deux gouttes, matin et soir.


7°      Collyre jaune.........................   10 gr.

Instiller trois gouttes, matin et soir.


8°      Chlorure de zinc......................   0 gr. 01
        Eau distillée.........................   10

Instiller une ou deux gouttes, matin et soir (Trousseau).

9°     Vaseline pure...................... 10 gr.
       Huile de cade.................... 1

Introduire chaque soir, entre les paupières, gros comme un petit pois de cette pommade.

Les lavages antiseptiques au sublimé, au cyanure d'hydrargyre ou à l'acide borique, selon les formules déjà indiquées, seront recommandés dans l'intervalle.

Par ce qui précède on voit combien le traitement médical du trachome est varié et comme, dans beaucoup de cas, il peut être long et difficile d'obtenir des résultats définitifs ou simplement satisfaisants. On ne saurait tracer une ligne de conduite invariable, et, suivant les symptômes, tel moyen dont l'action est vite épuisée sera utilement remplacé par un autre. D'autres fois, il conviendra d'interrompre toute médication locale et de s'en tenir pendant quelques jours aux soins généraux et hygiéniques. Le praticien, guidé par son expérience, saura bien manier ces procédés variés et faire dans chaque cas particulier le choix qui conviendra le mieux, de façon à tirer dans certaines périodes de la maladie, de meilleurs résultats d'un procédé quelconque qui, à d'autres périodes, lui aura paru inefficace. Disons encore que le traitement médical rend les plus grands services dans la thérapeutique du trachome, et qu'en règle générale, c'est par lui qu'il faut commencer, pour arriver, en cas d'insuccès, aux moyens chirurgicaux.

### Traitement chirurgical.

Le traitement chirurgical du trachome n'est pas moins varié que son traitement médical. Il date de la plus haute antiquité et a été progressivement enrichi de procédés divers par les praticiens de toute époque jusqu'à nos jours. Son but est double : D'une part, il s'adresse au trachome lui-même; il supplée au traitement médical, insuffisant quelquefois à lui seul à assurer la guérison complète; il abrège la longue période de ce dernier traitement, en même temps que les souffrances du malade. D'autre part, il a pour objet le traitement des différentes complications de la maladie, pour lesquelles il reste l'unique ressource thérapeutique. Néanmoins, quand il s'adresse à la maladie elle-même, au trachome, il peut dans certains cas rester impuissant, et l'on est obligé de recourir de nouveau aux moyens médicaux ou de se servir alternativement des deux modes de traitement.

Parmi les procédés chirurgicaux très nombreux employés jusqu'à ce jour contre le trachome, les uns, d'une efficacité douteuse, ont été vite abandonnés; les autres, d'une utilité incontestable, ont survécu et sont devenus classiques. Nous ne citerons que les plus intéressants, ceux qui ont eu jadis une certaine célébrité et dont on peut actuellement encore retirer des avantages, et ceux en usage dans ces derniers temps.

La simple *excision* des granulations à l'aide de ciseaux courbes, doit être pratiquée toutes les fois qu'on a affaire à des granulations hypertrophiques polypiformes. Dans les mêmes cas, on peut provoquer la destruction des néoplasies en les touchant au galvano ou au thermo-cautère. On instituera toujours, après l'application d'un de ces moyens, une fois la guérison du traumatisme obtenue, le traitement médical par les attouchements au glycérolé de cuivre.

Le *thermo-cautère* ou le *galvano-cautère* pourront être utilement employés dans les cas de granulations hypertrophiques non pédiculées. On se servira de la pointe du galvano-cautère ou du couteau du thermo-cautère, selon qu'il s'agira de granulations hypertrophiques isolées ou de granulations réunies plus ou moins en îlots. Dans cette dernière forme, l'anse du galvano-cautère ne saurait remplacer le couteau plat du thermo-cautère. Mais ces moyens, toujours impuissants à eux seuls à assurer une guérison radicale, doivent être complétés par un traitement médical, de préférence par des attouchements cupriques.

Les *scarifications*, simples ou suivies d'un frottage, peuvent être utiles quand la conjonctive est congestionnée ou boursouflée et dans les cas de granulations sèches ou coriaces. On fait ces scarifications superficiellement, au moyen du scarificateur de Desmarres ou à l'aide d'un petit bistouri. Pour le frottage consécutif, on se sert soit d'une poudre fine d'acide borique, soit d'un tampon d'ouate imbibé d'une solution à 1 pour 1 000 de permanganate de potasse, de sublimé ou de cyanure d'hydrargyre et fortement exprimé. On peut aussi remplacer le frottage par un brossage pratiqué avec une petite brosse à dents à crins durs, trempée au préalable dans l'une des solutions antiseptiques précédemment indiquées. Les scarifications seront répétées une fois par semaine ou tous les quinze jours, suivant l'état de la conjonctive. Dans l'intervalle des scarifications, il est indispensable de faire le traitement local par les attouchements cupriques ou autres.

Le professeur Manolescu de Bucharest pratique d'une façon spéciale, depuis 1888, le *brossage* de la conjonctive granuleuse (paupières et culs-de-sac). Voici sa manière de procéder :

Les paupières étant convenablement retournées, le cul-de-sac supérieur bien tendu, il passe sur toute la muqueuse une brosse à dent dont les poils ont été préalablement coupés assez ras, de façon à bien décortiquer les follicules granuleux, puis il touche toutes les parties avec des pinceaux de coton trempés dans :

Acide phénique........................ 10 gr.
Alcool............................... 20

ou dans un glycérolé phéniqué de 10 à 20 0/0 ou dans du sublimé au millième, et il termine par une large irrigation au sublimé à 1 pour 2000. Il panse avec la pommade iodoformée et applique un bandeau. Les jours suivants, les paupières sont gonflées et la réaction est vive. M. Manolescu obtient ainsi des guérisons en quinze jours; parfois, il doit recourir à un second brossage.

Ce traitement peut, dans certains cas, se montrer efficace et donner des guérisons ou des améliorations notables. Néanmoins, il présente l'inconvénient d'être très douloureux, de sorte que, dans les cas où une première intervention est insuffisante, les malades refusent souvent de se soumettre à une seconde épreuve. Cet inconvénient a été remarqué par plusieurs praticiens et en particulier par notre maître, le docteur Trousseau, qui l'avait largement essayé à la Clinique Nationale des *Quinze-Vingts*. M. Trousseau a constaté dans tous les cas une amélioration bien marquée ; mais, une seconde intervention ayant été jugée nécessaire, il s'est le plus souvent heurté à un refus absolu de la part des patients, qui ne voulaient pas supporter à nouveau les douleurs très intenses de cette pratique.

Sattler de Prague, inspiré par la pratique de Piltz, son compatriote, et par celle de Wolf de Glascow, qui scarifiaient la muqueuse granulée pour enlever le contenu, ainsi que par celle de Bardenheuer qui, avec une curette tranchante, pratiquait le *curettage* de la surface granuleuse, a institué la méthode suivante : Il retourne complètement les paupières, surtout la supérieure, à l'aide d'une pince spéciale ; puis il scarifie la conjonctive plus ou moins profondément, et enlève en une seule séance, si cela est possible, toutes les granulations avec une curette tranchante. Il termine par un lavage copieux au sublimé à 1 pour 1 000. Les jours suivants, lavage au sublimé faible de toute la muqueuse opérée, afin de panser la plaie et d'empêcher la stagnation des produits sécrétés. Il recommande, en outre, de surveiller les malades après l'opération, afin d'enlever les quelques granulations qui ont pu échapper à la première intervention. Selon la sensibilité des patients, il anesthésie localement à la cocaïne ou il administre le chloroforme.

Ce procédé paraît assez efficace : il donne des guérisons rapides et ne laisse pas de cicatrices profondes, pouvant amener des déformations palpébrales. Il est surtout recommandable dans les cas anciens où le traitement médical est resté impuissant, où les granulations sont molles, très accusées, et où le tissu pulpeux, composé de follicules clos hypertrophiés et infiltrés, est très abondant. Il est contre-indiqué dans le cas de trachome fortement hypérémié.

Le docteur Darier, de Paris, après avoir vu opérer le docteur Herrenheisser, assistant de Sattler, a importé à Paris son manuel opératoire en le modifiant sur quelques points. Ce procédé, pratiqué dans les cas que nous avons mentionnés, peut rendre des services appréciables.

M. Darier s'exprime ainsi dans ses *Leçons de thérapeutique oculaire*, p. 186 :

« Avant de se décider à l'opération, il faut avoir bien soigneusement examiné *tous les coins et recoins de la surface conjonctivale*, pour *bien se rendre compte de la distribution des granulations*, de façon à savoir, autant que possible, où doit porter l'effort du chirurgien ; car, une fois l'opération commencée, l'hémorrhagie, souvent assez abondante, peut faire passer inaperçues quelques granulations. Or il faut à tout prix éviter de laisser derrière soi un ennemi aussi redoutable que l'agent infectieux du trachome.

« Pendant l'anesthésie chloroformique, à laquelle on combine l'action de la cocaïne, *je sectionne d'un coup de ciseaux l'angle externe des paupières*, toutes les fois que leur renversement bien complet ne se fait pas facilement. Ce débridement est nécessaire dans 30 % des cas environ ; mais il est très rare qu'il soit urgent d'appliquer des fils de suture pour maintenir la fente ouverte. C'est là une indication spéciale aux cas où l'atrésie de la fente palpébrale est très marquée et s'accompagne d'entropion.

« Dans les cas où l'on aura vu que la caroncule est infiltrée ou qu'il se trouve des granulations sur la conjonctive bulbaire et sur le limbe scléro-cornéen, toutes les fois aussi qu'il y aura un pannus, on appliquera l'écarteur des paupières, celui dont on se sert pour la cataracte ou pour toute autre opération sur la cornée. En l'écartant au maximum *on mettra à découvert toute la conjonctive bulbaire*, et en tirant l'œil avec une pince, on pourra la tendre à volonté, de façon à ce qu'on puisse facilement inciser, gratter et brosser tous les endroits où l'on aperçoit la moindre granulation.

« Si la caroncule est trop infiltrée, il sera plus simple de l'exciser d'un coup de ciseaux; s'il existe un *pannus cornéen* bien accentué, il ne faut pas craindre de le gratter très précautionneusement avec la curette en allant du centre vers la périphérie, en évitant d'entamer le tissu sain; un très léger coup de brosse, suivi d'un lavage minutieux au sublimé, termine ce temps délicat de l'opération, qui n'est nécessaire que dans 15 % des cas environ.

« Alors, ou si l'acte ci-dessus n'a pas été nécessaire, on procède au brossage des paupières. Il est bon, toujours, de commencer par l'inférieure, pour ne pas être gêné par l'hémorrhagie qui viendrait de la paupière supérieure, si l'on s'était attaqué à celle-ci en premier lieu. Avec la pince de Sattler le retournement de la paupière inférieure était très difficile; avec la pince que j'emploie et qui agit par enroulement, on obtient au contraire un renversement parfait de la paupière, en même temps qu'un soutien pour la conjonctive qui est en général flasque et plissée.

« La pince est, en somme, une pince à forcipressure.

« Il est nécessaire de saisir la paupière 2 millimètres plus loin que le bord marginal, pour éviter de déchirer les tissus; la pince placée ainsi parallèlement au bord palpébral, on lui imprime un mouvement de rotation autour de son axe, de façon à tendre bien complètement la conjonctive, sans pourtant la déchirer. Quand les granulations sont succulentes, elles crèvent d'elles-mêmes sous cette traction.

« Les scarifications sont alors pratiquées avec précaution, de façon à bien inciser toutes les granulations. Si elles sont rares et discrètes, un simple bistouri ou une aiguille à discision suffiront. Si, au contraire, toute la conjonctive et le cartilage tarse sont infiltrés, on emploiera de préférence le *bistouri à trois lames*, qui a l'avantage de permettre de faire les scarifications bien parallèles et plus rapidement, ce qui n'est pas à dédaigner dans une opération déjà un peu longue. La profondeur des incisions doit être proportionnée à la profondeur de l'infiltration granuleuse, le but à atteindre étant de mettre à jour le contenu des granulations, en ménageant autant que possible la conjonctive.

« Les scarifications font sourdre sur la surface conjonctivale cruentée le contenu gélatineux des granulations. Il faut soigneusement éviter de le laisser sur la plaie.

« Le tampon d'ouate qui étanche le sang n'enlève pas bien cette matière infectieuse, qui ne ferait qu'infecter inutilement la brosse. Il est bien préférable de l'enlever soigneusement au moyen de la *curette* ou plutôt de la *cuillère tranchante* qui est plus grande, plus commode et plus facile à vider et à laver.

« Le curettage est très rapidement fait et ne constitue pas le point capital de l'opération, comme dans le procédé de Sattler.

« Le point capital, le plus important après le renversement bien complet de la paupière, est le *brossage,* qui se pratique avec une simple brosse à dents, petite et à crins durs et courts. Cette brosse doit être soigneusement désinfectée avant l'opération, par une immersion prolongée dans l'alcool formolé, puis dans une solution chaude de sublimé ou de cyanure de mercure à 1/100.

« Le brossage doit se faire avec la brosse, qu'on trempe aussi souvent que possible dans une solution de cyanure à 1/500. Il faut le faire assez vigoureusement pour bien déterger tout le tissu infiltré, sans entraîner et déchirer les languettes de conjonctive qui ont été ménagées entre les scarifications.

« Quand on est bien convaincu que toutes les parties malades ont été bien scarifiées, grattées et brossées, on retire la pince. Mais avant de la placer sur la paupière supérieure, il ne faut pas oublier que la pince elle-même, si étroite qu'elle soit, a pu couvrir et cacher quelques points malades, qu'il est facile de détruire puisqu'ils sont tout près du bord de la paupière.

« Dans le trachome, c'est toujours dans le cul-de-sac supérieur que siège le quartier général de la maladie; aussi est-ce de ce côté que doit porter le maximum des efforts.

« Le renversement complet de cette paupière est bien plus difficile. Il faut donc une certaine habitude pour arriver à développer bien complètement toute la surface conjonctivale. La chose une fois faite, le processus opératoire est le même que pour la paupière inférieure.

« Il est pourtant un point à noter, c'est qu'il faut, une fois la paupière bien retournée, commencer les scarifications et le brossage par les parties les plus éloignées du bord palpébral, parce que la conjonctive, une fois scarifiée, se rétracte, et quelques parties reculées peuvent ainsi rester cachées. A la paupière supérieure, les scarifications doivent être en général plus larges et plus profondes, puisque le mal est lui-même plus profondément enraciné et que le cartilage tarse est aussi, souvent, infiltré dans toute son épaisseur.

« Une fois les paupières bien scarifiées, grattées, brossées, on procède à un lavage très minutieux de toute la surface cruentée avec un tampon d'ouate trempé dans la solution de cyanure d'hydragyre à 1/500.

« Comme pansement, on applique de simples compresses d'ouate imbibée de cyanure de mercure à 1/2000, maintenues au moyen d'une bande.

« Recommandation est faite aux parents d'enlever le bandeau à la maison et de lotionner les yeux fréquemment avec la solution à 1/2000, en ouvrant les paupières, si possible, pour laisser le sang s'écouler. Dans l'intervalle, applications de compresses glacées.

« Le lendemain, après instillation de coca-rénaline (1), on essaie de retourner les paupières.

« Les inférieures se renversent assez facilement, elles sont débarrassées de leur sécrétion avec un tampon d'ouate trempé dans la solution de cyanure d'hydrargyre à 1/500.

(1) La formule de la coca-rénaline dont se sert l'auteur est la suivante :

Chlorhydrate de cocaïne........................... 0 gr. 10
Extrait aqueux de capsules surrénales à parties égales  1
Solution de Cn. Hg. 1/2000.......................  10

« La paupière supérieure, si elle peut être retournée, doit être lavée doucement, pour éviter de la faire saigner et de détruire le tissu conjonctival qui a pu se reformer.

« Si on ne peut la retourner, on fera bien de passer délicatement une sonde entre le globe et la paupière pour prévenir des adhérences.

« Recommandation est faite au malade de tenir les yeux ouverts, tant qu'il pourra, et de les faire mouvoir de son mieux et dans tous les sens, en soulevant de temps à autre la paupière avec les doigts. Toujours mêmes lotions et compresses.

« Le malade peut assez facilement entr'ouvrir les yeux. Les jours suivants, mêmes lotions sur les paupières retournées. Au bout de quelques jours, la guérison est complète.

« Il n'est pas possible de comparer les résultats obtenus avec aucun de ceux que nous donnent tous les traitements classiques.

« Huit à quinze jours après l'opération, le malade peut se considérer comme guéri, à la condition de rester soumis à une surveillance et à une antisepsie parfaites.

« Les lotions au sublimé ou plutôt au cyanure d'hydrargyre, doivent être néanmoins pratiquées pendant un mois ; puis elles sont remplacées par de légers attouchements au glycérolé de plomb, une fois par semaine, par excès de précaution et pour tenir le malade en surveillance, plus que pour tout autre motif. »

L'entropion a été quelquefois observé à la suite de cette opération, de sorte qu'on peut être obligé d'intervenir contre cette complication.

D'autres fois on observe, les jours qui suivent le grattage, une exsudation fibrineuse diphtéroïde faisant adhérer les paupières au globe oculaire et pouvant donner lieu à des ulcères cornéens, qui guérissent sans laisser d'opacités considérables.

Knapp pratique *l'expression des granulations*. Son procédé est exécuté de la façon suivante : D'abord, avec un bistouri à trois lames de Johnson, il fait sur la conjonctive des scarifications horizontales, et il saisit cette muqueuse à l'aide de sa pince dont les mors, à forme d'étrier, sont munis d'un rouleau cannelé ; tirant ensuite sur la pince, il exprime littéralement les parties molles des granulations, et il termine en lavant avec une solution faible au sublimé à 1/5000. Les jours suivants, il répète les mêmes lavages.

Si le tarse est infiltré, il applique la pince à cheval sur la paupière, l'une des branches du côté de la peau, l'autre sur la conjonctive, et il fait l'expression de la même manière.

Dans les cas où le résultat opératoire n'est pas satisfaisant, il a recours au traitement médical par le sulfate de cuivre ou le nitrate d'argent.

Un autre procédé chirurgical, très ancien, pour le traitement des granulations, est le suivant : on fait le *brossage* de la muqueuse *à l'aide de la pierre ponce effilée en forme de crayon*. Ce brossage est répété à des intervalles plus ou moins éloignés et on le combine ou non, selon les cas, au traitement médical par le sulfate de cuivre ou par un autre topique.

*L'extirpation du cul-de-sac supérieur ou des deux culs-de-sac*, dont nous avons parlé dans un précédent chapitre, a pour partisan aujourd'hui M. Galezowski, qui la pratique et la recommande ardemment.

M. Galezowski décrit ainsi le procédé, dans son traité des *maladies des yeux*, 3e édition (1888), page 207.

« *Excision des granulations du cul-de-sac.* »

« Il n'est pas rare d'observer que les granulations sont tellement rebelles, qu'elles résistent à toutes les méthodes de traitement. C'est alors qu'on doit avoir recours à l'opération que j'emploie avec beaucoup de succès sur un grand nombre de malades et qui consiste en une excision du cul-de-sac conjonctival, soit supérieur seul, soit à la fois supérieur et inférieur. Je pratique cette opération de la manière suivante :

« *Procédé opératoire.* — Le malade étant couché et endormi, s'il le désire, je renverse la paupière supérieure, je saisis avec ma pince à érigne le cul-de-sac conjonctival et je l'entraîne au dehors, en cherchant autant que possible à le luxer sur le tarse, pour ne pas l'accrocher avec ma pince. Je confie cette pince à mon aide, placé au chevet du lit, et je commence la dissection de la conjonctive, d'abord dans sa limite bulbaire et ensuite près de son bord tarsien. L'incision postérieure ne doit pas empiéter sur le globe de l'œil ni dépasser l'épaisseur de la conjonctive. La dissection de la conjonctive près du bord tarsien et en avant de la pince, doit se faire avec beaucoup de soin, pour ne pas enlever le tarse ni empiéter sur la conjonctive palpébrale, l'un et l'autre de ces accidents pouvant entraîner des suites fâcheuses.

« Je procède de la même façon pour les deux paupières ; j'arrête l'hémorrhagie, je nettoie l'œil de tout le sang coagulé et je fais appliquer des compresses glacées. Trois jours après, je recommence les cautérisations habituelles. J'obtiens des guérisons radicales, ou du moins des améliorations de plus en plus marquées. J'ai pratiqué cette opération plus de deux cents fois et toujours avec succès.

« Le professeur Richet ajoute à cette excision, l'incision de l'angle externe de l'œil.

« En général, ce procédé d'excision du cul-de-sac conjonctival me paraît la plus heureuse innovation dans le traitement des granulations et je ne saurais trop le recommander. Je pense qu'il agit en enlevant la partie la plus importante de l'organe granulé et purulent ; c'est le cul-de-sac avec ses nombreuses glandes qui constitue, en effet, le foyer de purulence et d'infection. »

Personnellement nous croyons que l'extirpation des culs-de-sac peut être indiquée dans les cas où l'élément granuleux se localise aux culs-de-sac sans que la conjonctive palpébrale (tarse) ou bulbaire soit envahie, mais qu'elle paraît contre-indiquée lorsque la presque totalité de la conjonctive est en jeu. De plus, elle peut amener le raccourcissement du ou des culs-de-sac opérés. Il se forme en effet dans les culs-de-sac, après l'opération, un tissu cicatriciel qui efface plus ou moins le sac conjonctival et qui donne lieu à la production d'une sorte de symblépharon chirurgical, gênant les mouvements d'excursion du globe.

## L'électrolyse dans le traitement du trachome.

Le traitement électrolytique des granulations, pratiqué depuis longtemps en Belgique, a comme partisan en France M. de Wecker, qui s'en sert dans quelques cas particuliers de trachome.

Les cas de granulations justiciables de ce traitement sont : 1° La forme torpide où l'élément granuleux est nettement visible. 2° La forme isolée et moyennement hypertrophiée (granulations des pays chauds). 3° Les granulations volumineuses hypertrophiques. Le même traitement est applicable aux conjonctivites hypertrophiques papillaires ou folliculaires simples et persistantes.

On procède pour l'électrolyse de la façon suivante : Après avoir fait l'antisepsie de l'œil et une bonne anesthésie locale par la cocaïne (l'application du courant électrolytique étant très douloureuse), on renverse les paupières et on promène lentement sur une bande limitée

de la muqueuse malade, le faisceau d'aiguilles à électrolyse de De Wecker (pôle négatif), tandis qu'on applique
le tampon mouillé (pôle positif) sur la région frontale,
temporale ou sous-orbitaire. Le courant électrolytique doit
varier entre 4 milliampères (minimum) et 6 milliampères
(maximum); ordinairement 4 ou 5 milliampères suffisent.
L'opération dure juste le temps nécessaire pour que la muqueuse en contact avec le faisceau d'aiguilles, change de
couleur et devienne blanche, ce qu'on obtient après avoir
promené 2 ou 3 fois le faisceau électrolytique sur la partie
limitée de la conjonctive. On termine la séance en ouvrant
(c'est-à-dire en interrompant) le courant et en enlevant
ensuite les électrodes. Cette précaution est nécessaire;
car, si on la néglige, il se produit très souvent de fortes
secousses désagréables et même dangereuses pour le
malade (Kalt). Dans la pratique, on fera bien d'essayer à
l'avance le fonctionnement de l'appareil électrolytique.

Pour les granulations isolées, on emploie de la même
façon l'électrolyse monopolaire, en détruisant chaque fois
une colonie granulaire et en ménageant de tout contact
du courant les parties saines de la conjonctive. On doit pro-
mener lentement le faisceau d'aiguilles et répéter l'opération deux ou trois fois par semaine ou faire des applications
plus espacées encore. Cela dépendra de la réaction produite
par la séance électrolytique précédente. On remarque en
effet, à la suite de l'application d'électrolyse, une hypérémie conjonctivale palpébro-oculaire, accompagnée quelquefois d'un œdème léger des paupières. Le degré de cette
réaction est proportionnel à la résistance et à la tolérance
qu'offrent les tissus vis-à-vis de l'action électrolytique du
courant, et il diffère beaucoup chez les différents sujets.
Or il ne faut jamais faire une nouvelle application avant
que les phénomènes réactionnels aient complètement disparu.

Pour les granulations volumineuses, comme pour les gros

papillomes, on peut tenter l'excision à l'aide de l'électrolyse.
Voici comment procède M. de Wecker : Après cocaïnisation,
il touche avec l'électrolyse monopolaire et il cautérise tout
autour la base des néoplasies, en y enfonçant un peu le faisceau d'aiguilles. Après une ou deux ou trois séances, les
bourgeons néoplasiques se nécrosent et tiennent à peine
par leur base. M. de Wecker les enlève alors par un coup de
ciseaux. Il procède progressivement, par petites étapes,
et nettoie **toute** la muqueuse après plusieurs séances
d'électrolyse. Parfois, il emploie alternativement le brossage au sublimé et les applications électrolytiques.

## Traitement des Complications.

Les différentes complications du trachome présentent
des indications thérapeutiques spéciales et réclament l'emploi de procédés nombreux et variés, si bien que la tâche
du médecin est ici plus difficile encore que dans la maladie primitive.

*Kératite.* — Une complication fréquente au cours de la
maladie est la kératite; le traitement variera selon l'intensité des lésions. Dans les cas d'abcès et d'ulcères superficiels de la cornée, il suffit d'ajouter au traitement par
les cautérisations, l'instillation, deux fois par jour, de
deux ou trois gouttes d'un collyre au *salicylate d'ésérine*
ainsi formulé :

Salicylate d'ésérine...................... 0 gr. 05  
Eau distillée ........................ 10

et d'appliquer deux ou trois fois par jour, pendant un quart
d'heure chaque fois, des compresses tièdes trempées dans
une solution antiseptique quelconque (sublimé ou cyanure
d'Hg. à 1/10 000, acide borique à 1/100). On restreindrait ou

on supprimerait même l'usage de ces compresses, s'il s'établissait une sécrétion muqueuse ou purulente de la conjonctive, et on se contenterait alors de simples lavages antiseptiques, faits à la température la plus agréable pour le malade.

L'ésérine est très efficace dans ces complications cornéennes : elle provoque la contraction des parois des vaisseaux ; elle incite les fibres musculaires lisses, qui s'opposent à la diapédèse et empêchent par là l'immigration des éléments du pus dans la trame cornéenne. Par la même action vaso-constrictrice, elle réduit la sécrétion purulente de la conjonctive et combat ainsi le danger d'immigration lorsqu'il existe une perte de l'épithélium et un ulcère de la cornée. Les cicatrices qui se forment à la place des ulcères, à la suite du traitement par l'ésérine, sont plates et peu accusées ; elles permettent ultérieurement une intervention dans un but optique, l'iridectomie. Le cas serait tout différent si on laissait guérir ces lésions cornéennes sans ésérine et surtout si on les traitait par l'atropine. Cela provoquerait sûrement des déformations staphylomateuses et compromettrait irrémédiablement la vue (De Wecker).

Disons encore que l'ésérine dans les mêmes conditions (action vaso-constrictrice) diminue la sécrétion séreuse intra-oculaire et par suite la pression, et qu'elle prévient ainsi l'attaque de glaucôme. Ce fait se rattache aussi à à son action myotique, parce qu'en contractant la pupille, elle laisse libre l'angle d'infiltration (angle iridien) propre aux échanges nutritifs de l'œil et met l'organe à l'abri de troubles trophiques.

À côté de l'ésérine, nous devons citer la pilocarpine, dont les propriétés physiologiques et thérapeutiques, en ce qui concerne l'action locale sur l'œil, sont semblables à celles de l'ésérine, bien qu'elles se manifestent à un degré inférieur (Millée).

La *pilocarpine* est indiquée aux mêmes lieu et place que

l'ésérine, et comme ses instillations sont bien mieux supportées que celles de l'ésérine, elle doit remplacer cette dernière dans tous les cas d'intolérance de la part du malade. La formule à employer est la suivante :

1°    Salicylate de pilocarpine.......... 0 gr. 10
    Eau distillée................. 10

Instiller trois gouttes, matin et soir.

*L'atropine* aussi présente des indications au cours du traitement des complications cornéennes, quand l'iris participe à la lésion, quand il y a iritis ou irido-choroïdite, ou quand les lésions cornéennes s'accompagnent d'une réaction vive avec photophobie et blépharospasme, avec une tension oculaire normale ou au dessous de la normale (hypotonie). Ainsi, l'emploi de ce médicament peut être d'un précieux concours. Mais le malade soumis à cette médication devra toujours rester sous la surveillance du médecin. On instille matin et soir une ou deux gouttes d'un collyre ainsi formulé :

    Sulfate neutre d'atropine............. 0 gr. 10
    Eau distillée..................... 10

Un autre alcaloïde qui peut dans les mêmes conditions remplacer avantageusement l'atropine est la *scopolamine*. Son action mydriatique est aussi intense, mais de moindre durée que celle de l'atropine. La scopolamine est par conséquent mieux indiquée dans les cas où l'on craint une complication glaucomateuse et en particulier chez les personnes âgées. Il est préférable d'associer la scopolamine à la cocaïne; le collyre se formule ainsi :

    Bromhydrate de scopolamine..... 0 gr. 03
    Chlorhydrate de cocaïne......... 0    15
    Eau distillée ............... 10    »

Instiller une ou deux gouttes, matin et soir.

En même temps, on prescrira les lavages et les applications tièdes et on espacera les attouchements cupriques ou autres, sans les supprimer complètement.

Si les lésions de la cornée sont profondes, on doit suspendre tout traitement par les cautérisations et prescrire les instillations à l'ésérine trois ou quatre fois par jour, les fomentations chaudes, et, dans les cas d'ulcère vaste et profond, on en touchera le pourtour au galvano-cautère. De plus, pour s'opposer à une pression fâcheuse des paupières sur les parties de la cornée privées de leur épithélium, on dégorgera la conjonctive par des scarifications et on pratiquera au besoin, en cas de phimosis et de spasme des paupières, l'élargissement de la fente palpébrale par la canthoplastie (Trousseau).

La *canthoplastie* ou opération d'Ammon se pratique de la façon suivante :

Après anesthésie locale par instillation de cocaïne à 5 %, ou même par injection sous-cutanée de cocaïne à 1 %, on écarte fortement à l'aide des doigts ou d'un blépharostat externe, les deux paupières, l'une de l'autre, dans le but de tendre l'angle ou commissure externe, et on introduit derrière elle, aussi loin que possible, la branche mousse de ciseaux droits assez forts.

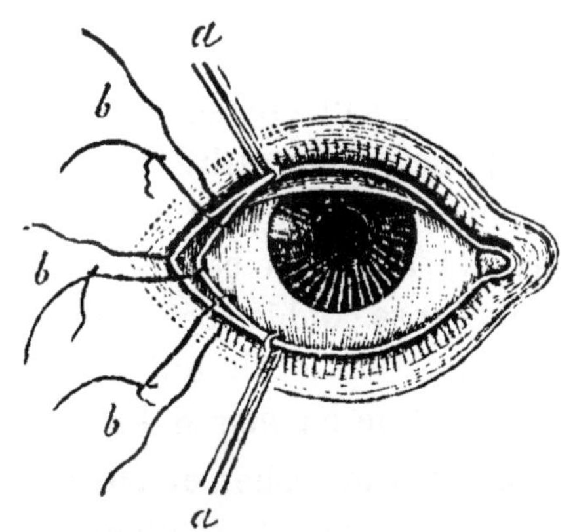

Fig. 5. — CANTHOPLASTIE OU OPÉRATION D'AMMON. *Section horizontale de la commissure palpébrale externe.*

*a. a.* Pinces écartant les deux paupières. *b, b, b,* trois fils de suture réunissant la muqueuse à la peau.

Puis, d'un coup rapide, on coupe horizontalement la commissure externe qui se trouve entre les branches des ciseaux. On crée ainsi une plaie angulaire (*fig. 5*) à sommet externe, à base interne, dont la face antérieure est formée par la peau et la face postérieure par la conjonctive, toutes deux rétractées. Il s'agit alors, pour maintenir permanent l'élargissement de la fente, de réunir par des points de suture, la peau à la muqueuse conjonctivale, et à cet effet, on applique trois points de suture, l'un au sommet de l'angle de la plaie, et les deux autres sur les deux côtés supérieur et inférieur de la fente commissurale. Ces trois points doivent faire coapter la muqueuse conjonctivale à la peau. On enlève les fils quatre jours après. Un certain œdème des téguments, sans importance du reste, accompagne souvent cette opération et disparaît de lui-même quelque temps après. On le soignera au moyen d'applications froides aseptiques.

Les *injections sous-conjonctivales de sublimé à 1/2000*, dont la formule et le mode d'emploi ont été indiqués page 137, sont ici, comme partout ailleurs, dans les abcès de la cornée, les ulcères superficiels ou profonds et les ulcères à hypopyon, d'une utilité incontestable. On pratiquera tous les deux ou trois jours une injection de 1/4 à 1/2 seringue de Pravaz. L'action de ces injections sous-conjonctivales s'explique par ce fait bien constaté aujourd'hui, que par suite de l'inflammation locale qu'elles produisent, elles suscitent l'intervention en masse des leucocytes ou phagocytes, qui attirent les microbes et leurs toxines (chimiotaxie positive), les englobent, les digèrent et les détruisent par place. Cette phagocytose est provoquée, non par la partie infinitésimale de sublimé que la solution contient, mais par l'alcalinité de ce liquide. Ainsi les ulcères de la cornée, privés de leurs microbes pathogènes, se détergent et marchent rapidement vers la cicatrisation.

Les injections sous-conjonctivales de sublimé ont encore une propriété remarquable : elles restituent à la cornée atteinte, après la cicatrisation, le plus possible de sa transparence primitive ; car il ne faut pas oublier qu'un grand nombre de cécités proviennent de lésions cornéennes et sont la conséquence de taies ou de leucomes cicatriciels indélébiles de cette membrane.

S'il y a exulcération et amincissement considérable de la cornée avec prolapsus staphylomateux de la membrane de Descemet et de l'iris, et dans ce dernier cas perforation complète de la cornée, le seul moyen de parer à la destruction totale de l'œil et de guérir cette complication avec le moins de difformité possible de la cornée — tout en se réservant le droit d'intervenir plus tard, pour rendre au patient par une iridectomie optique une certaine quantité de vision — consiste dans l'application de *pointes de feu* au galvano-cautère sur la périphérie de l'ulcère et sur la hernie staphylomateuse, jusqu'à amener la perforation de cette dernière. On la réduit ainsi et on obtient une cicatrice plate (leucôme adhérent). On procède toujours après cocaïnisation et désinfection de l'œil, et, après l'opération, on soignera le malade les jours suivants par des lavages antiseptiques et l'application d'un pansement aseptique sec.

En présence de toutes ces complications cornéennes, *l'appareil lacrymal* doit être l'objet d'une surveillance particulière de la part du praticien. Les voies lacrymales seront minutieusement examinées, et, au cas où l'on constatera une lésion quelconque (dacryocystite, blennorrhée du sac, larmoiement), on s'adressera au traitement spécial de ces états, par des lavages quotidiens faits avec une solution antiseptique quelconque, eau boriquée à 4/100, cyanure d'hydrargyre à 1/5000; on se servira même au besoin (dacryocystite purulente, blennorrhée du sac) d'une solution à 1/100 de cyanure d'hydrargyre (de Wecker). Ces injections et lavages des voies lacrymales doivent être faits après débridement par le point lacrymal supérieur, au moyen de la sonde creuse de De Wecker adaptée à une poire à ajustage contenant la solution de cyanure d'hydrargyre à 1/100 ou la solution antiseptique faible. Il faut bien faire attention de ne pas créer de fausses routes (sinus maxillaire, ethmoïdal, etc.), ce qui donnerait lieu à des œdèmes et à des ecchymoses palpébro-oculaires (chémosis conjonctival) et de la face, aussi gênants pour le malade que pour le médecin, bien que généralement ils se résorbent et disparaissent dans un délai de 8 à 10 jours. Pendant ce traitement des voies lacrymales, la médication locale des lésions cornéenne (instillations d'ésérine, injections sous-conjonctivales de sublimé, etc.,) doit être suivie de la même façon.

Un *pannus* léger et superficiel ne nécessite pas un traitement spécial. On doit se borner au traitement direct des granulations qui en sont la cause. Celles-ci disparues, la cornée s'éclaircit d'elle-même, sans aucune intervention (Trousseau).

En cas de pannus large et épais, après avoir fait rétrocéder les granulations par les caustiques et avoir bien modifié la muqueuse conjonctivale, on doit espacer les cautérisations, en les pratiquant seulement tous les deux ou trois jours, et prescrire l'usage quotidien de la pommade au précipité jaune ainsi formulée :

> Vaseline pure............ 10 gr.
> Oxyde jaune d'hydrargyre,
>     préparé par voie humide.    0 gr. 10, 0 gr. 20, 0 gr. 30.
> Huiles d'amandes douces stérilisée, quelques gouttes pour
>     incorporer.

On en introduira à l'aide d'une baguette-cristal, entre les paupières, tous les soirs, gros comme un petit pois, en recommandant au malade de faire ensuite avec le doigt un léger massage rotatoire des paupières.

Quand, en dépit de tout traitement médical, après la rétrocession du processus granuleux, le pannus persiste, c'est aux moyens chirurgicaux qu'il faut s'adresser.

Ici se recommande la syndectomie ou abrasion de la conjonctive péricornéenne et la péritomie ignée. Le but poursuivi dans les deux procédés est la destruction des vaisseaux périkératiques qui se rendent au pannus et, par conséquent, l'atrophie et la disparition de ce dernier.

*L'abrasion* ou *syndectomie* ou *péritomie* de la conjonctive péricornéenne (opération de Furnari modifiée) se pratique de la façon suivante, après cocaïnisation et application d'un blépharostat :

Sur l'axe vertical du globe oculaire, à 2 ou 3 millimètres au-dessus du limbe cornéen, on saisit à l'aide d'une pince à fixation un pli de la muqueuse conjonctivale, sur lequel, par un coup de ciseaux mousses et courbes, on fait une petite ouverture dans laquelle on introduit l'une des branches des ciseaux ; on coupe ensuite la muqueuse circulairement et parallèlement au limbe cornéen, de façon à limiter une petite bandelette conjonctivale péricornéenne large de deux millimètres environ. Puis, par un coup de ciseaux vertical, on sectionne jusqu'au limbe cornéen la partie supérieure et moyenne de cette bandelette, et par de petits coups de ciseaux, on la détache et on l'enlève complètement autour du limbe cornéen. Ensuite, à l'aide d'un scarificateur de Desmarres, on gratte légèrement la partie dénudée de la muqueuse, pour détruire la vascularisation épisclérale. Un grand lavage avec une solution boriquée tiède et l'application d'un pansement antiseptique sec terminent l'opération. Les jours suivants, on répète les lotions et compresses boriquées tièdes, et on s'abstient de tout traitement irritant jusqu'à la cicatrisation complète de la plaie conjonctivale.

Dans le cas d'un pannus partiel, l'abrasion de la conjonctive doit être également partielle et proportionnée à la dimension du pannus.

La *péritomie ignée* se pratique à l'aide du galvano ou du thermo-cautère, et pour ce dernier, il faut se servir d'une pointe fine ; de plus, on doit dans les deux cas (galvano ou thermo-cautère), agir avec beaucoup de précaution sur la conjonctive seule et ne pas blesser la sclérotique. Cette opération est, comme la précédente, partielle ou totale, et le procédé opératoire consiste, après cocaïnisation et application du blépharostat, à maintenir l'œil à l aide d'une pince à fixation, et, promenant circulairement à deux millimètres du limbe cornéen sur la conjonctive la pointe fine du galvano ou thermo-cautère, à diviser la muqueuse et à détruire tous les vaisseaux de nouvelle formation. Le traitement consécutif est le même que pour l'abrasion : lavages et applications de compresses à l'eau boriquée tiède.

Ces opérations, pratiquées sous la cocaïne, sont facilement supportées et ne laissent aucune trace après la cicatrisation de la plaie, si ce n'est parfois une teinte livide bleu-nacré que prend la partie péricornéenne dénudée de la conjonctive et qui rappelle le reflet particulier des coques d'émail des yeux artificiels.

L'abrasion et la péritomie ignée se pratiquent aussi quand il existe une sorte d'infiltration ou de leucôme de la cornée sans vascularisation visible. Mais dans ces cas, il vaut mieux essayer préalablement pendant quelque temps (1 ou 2 mois au moins) l'application de la pommade jaune, qu'on introduit tous les soirs entre les paupières en procédant de la façon indiquée dans les pages précédentes ; ou bien faire, deux ou trois fois par semaine, une injection sous-conjonctivale d'un quart de seringue de Pravaz avec la solution suivante :

Sublimé. . . . . . . . . . . . . . . .     0 gr,015
Chlorure de sodium . . . . . . . .     1
Eau distillée. . . . . . . . . . . . .     30

On peut encore essayer les *instillations de laudanum
de Sydenham*, une goutte tous les soirs ou tous les deux
soirs ; ou encore les *douches de vapeur*, une fois par jour,
avec l'appareil de Lorenzo ou avec un autre modèle. Dans
le cas d'insuccès par ces moyens thérapeutiques, on s'a-
dressera plus tard aux procédés chirurgicaux sus-indi-
qués : l'abrasion et la péritomie.

Outre ces moyens multiples, pour combattre le pannus
et éclaircir la cornée, on a eu recours, comme nous l'avons
déjà dit précédemment, à l'*inoculation de pus blennorrhagique*. L'ophthalmie purulente ainsi provoquée doit être
traitée par la méthode classique, les cautérisations au
nitrate d'argent et les lavages antiseptiques. Certainement,
le pannus peut être résorbé et la cornée recouvrer sa
transparence ; mais ce moyen est infidèle et dangereux,
parce qu'on ne peut pas limiter ou, pour mieux dire, doser
dans la plupart des cas l'action destructive du pus blennorrhagique sur le pannus seul ; le tissu sain de la cornée
peut être attaqué à son tour et cette complication conduit
à des désastres et à la perte complète de l'œil. Ce n'est pas
tout encore : l'infection gonococcique peut réagir sur tout
l'organisme et donner lieu à une infection générale avec
localisations articulaires et viscérales. Voilà pourquoi, malgré les services que ce procédé pourrait rendre, il doit
être complètement banni de la thérapeutique du trachome
et remplacé par le traitement au jéquirity dont nous
allons parler.

Le *jéquirity* ou semences de l'*abrus precatorius*, plante
de la famille des légumineuses papillonacées, qui croît
en Asie, en Afrique, dans le Brésil, le Pérou et l'Amé-

rique du Sud, est en usage dans ces derniers pays comme remède populaire contre la conjonctivite granuleuse. M. de Wecker (communication à l'Académie des sciences, 7 août 1882) a eu le mérite, à la suite d'expériences concluantes, de l'introduire comme médicament anti-trachomateux dans la thérapeutique oculaire contemporaine. Son action irritante sur la conjonctive et la cornée est due à un principe actif, l'*abrine*. Celle-ci provoque sur la muqueuse conjonctivale une inflammation intense, une sorte d'*ophthalmie substitutive*, qui rappelle par ses caractères l'ophthalmie catarrhale pseudo-membraneuse ; elle est de courte durée et peut guérir sans aucune médication énergique, simplement par des lavages antiseptiques. Bien que le jéquirity puisse rendre des services contre l'élément granuleux à l'état torpide (1), il est surtout utile contre le pannus trachomateux et constitue une médication plutôt cornéenne que conjonctivale (LA PERSONNE et PAINBLAN, Congrès international d'Ophthalmologie 1900. *De l'Abrine dans les granulations conjonctivales.*) Il est particulièrement indiqué dans le pannus vasculaire ou peu vascularisé, total ou partiel, de la cornée et de la conjonctive bulbaire, pendant la période torpide du trachome où toute trace d'inflammation et de catarrhe fait complètement défaut.

Le jéquirity est contre-indiqué dans les cas de pannus accompagné de phénomènes inflammatoires et de ca-

---

(1) Le jéquirity appliqué dans les cas de granulations torpides compliquées de pannus simple ou d'opacités cornéennes superficielles, contre lesquelles tout traitement antitrachomateux est resté inefficace, agit simultanément contre la maladie primitive et contre les lésions cornéennes, et amène la guérison complète du mal. Les observations ne manquent pas à ce propos, de sorte qu'on peut admettre que cet agent ne constitue pas simplement un remède contre les complications cornéennes déterminées, mais aussi un antitrachomateux puissant, capable de guérir la maladie primitive, là où les autres moyens thérapeutiques ont échoué.

tarrhe trachomateux, ainsi que dans les ulcères et abcès de la cornée qui compliquent souvent le pannus. En effet, même à défaut de toute ulcération de la cornée, l'ophthalmie substitutive produite par le jéquirity (*ophthalmie jéquiritique*), se surajoutant au catarrhe conjonctival déjà préexistant du trachome, peut provoquer des lésions cornéennes sérieuses et aboutir à des résultats désastreux pour l'œil intéressé. Les adversaires du traitement jéquiritique ont dû probablement agir dans de semblables conditions, pour avoir renoncé complétement à cette médication, si utile dans des cas bien déterminés.

Le symblépharon trachomateux se trouve aussi amélioré par le traitement jéquiritique.

Dans tous les autres cas où le pannus partiel ou total est compliqué de catarrhe ou de lésions cornéennes (ulcères, abcès), c'est aux moyens précités, aux lavages antiseptiques, à l'abrasion partielle, aux injections sous-conjonctivales de sublimé (solution faible à 1/2 000), aux collyres à l'ésérine, à la pilocarpine ou à l'atropine qu'il faut avoir recours. On doit procéder de la même façon pour les vieux pannus, alors que la vascularisation a diminué et que la cornée reste opaque, et donner la préférence à l'abrasion ou opération de Furnari, ainsi qu'aux injections sous-conjonctivales de sublimé, quitte à recourir plus tard, en cas d'insuccès, au jéquirity.

Le procédé de la médication jéquiritique consiste à instiller matin et soir, pendant deux ou trois jours de suite, trois gouttes chaque fois, d'une macération à 1 % de semences de jéquirity, ou bien trois gouttes de la préparation suivante :

> Graines entières concassées de jéquirity....   20 gr.
> Eau distillée................................   500

On fait macérer à froid pendant 24 heures. Cette préparation s'altérant vite, on doit la renouveler tous les jours.

On continue ces instillations jusqu'à ce que l'inflammation conjonctivale ait acquis une intensité suffisante, qui s'obtient parfois après la première, la seconde ou la troisième instillation.

On peut pratiquer aussi des lotions conjonctivales, trois fois par jour, pendant trois jours consécutifs, temps généralement nécessaire pour la production de l'ophthalmie substitutive jéquiritique. On se sert dans ce cas de la **préparation suivante** :

> Graines décortiquées et pulvérisées de jéquirity　　10 gr.
> Eau distillée...........................　500 gr.

Faire macérer à froid pendant 24 heures.

Ce moyen d'application n'étant pas toujours sûr, il est préférable de recourir à l'application locale et directe sur la conjonctive palpébro-oculaire de la substance elle-même (PANAS, *Archiv. d'ophthal.*, 1892). A ce propos, nous recommandons le procédé du promoteur de cette médication, M. de Wecker : il consiste, après avoir éversé les paupières, à saupoudrer la conjonctive palpébrale seule avec une poudre fine de graines de jéquirity (1), qu'on laisse en contact avec la muqueuse pendant cinq minutes, temps nécessaire pour que ce médicament agisse sur la muqueuse conjonctivale. On lave ensuite avec une solution boriquée la muqueuse palpébro-oculaire et la cornée, et on enlève complètement toute trace de jéquirity. La réaction commence au bout des 24 heures qui suivent l'application, quelquefois plus tard. Il se produit, comme nous l'avons

______

(1) La poudre de jéquirity doit être préparée avec des graines décortiquées d'une récolte fraîche. On fait moudre les graines dans un moulin à poivre et on traite ensuite la poudre ainsi obtenue par l'éther sulfurique pur, pour enlever complètement les matières grasses qui empêchent son action sur la muqueuse conjonctivale. Cette poudre, une fois séchée, doit être conservée à l'abri de l'humidité, dans de petits flacons d'une capacité de 10 grammes environ et bouchés à l'émeri.

exposé plus haut, une sorte d'ophthalmie catarrhale intense à forme pseudo-membraneuse ou diphtéritique, accompagnée d'œdème des paupières et de la conjonctive, qui guérit tout simplement par des lavages antiseptiques à l'acide borique, au cyanure d'hydrargyre, au sublimé, etc., répétés plusieurs fois par jour, sans jamais recourir à une médication énergique par les caustiques. En général, la guérison s'obtient complètement dans un délai de six à dix jours ; le pannus disparaît, la cornée s'éclaircit et reprend sa transparence plus ou moins complète.

Parfois, une seule application de poudre de jéquirity ne suffit pas provoquer la réaction conjonctivale et reste sans résultat. On est obligé en pareil cas d'en faire une seconde au bout de deux ou trois jours. Il faut au préalable s'assurer de la substance médicamenteuse, qui doit être nouvellement récoltée, car elle s'altère vite en vieillissant et perd toute son action sur la muqueuse.

**Symblépharon.**—Le symblépharon des granuleux, étant généralement postérieur et dû à la rétraction graduelle de la conjonctive, n'est justiciable d'aucun traitement; il est incurable et tous les moyens chirurgicaux qui peuvent être tentés en sa faveur restent inefficaces. Néanmoins, dans les cas de symblépharon postérieur présentant une large bride cicatricielle, ainsi que dans le symblépharon antérieur, une intervention chirurgicale est indiquée; nous en parlerons à propos du traitement du trichiasis.

**Xérosis ou xérophthalmie.** — Rien d'efficace à opposer à cette redoutable complication. Les lotions tièdes et l'application de compresses tièdes imbibées d'une solution antiseptique, constituent la seule ressource du traitement palliatif. On peut essayer aussi les applications de pommade jaune, le pétrole brut, etc. (Trousseau).

***Blépharite des granuleux.*** — Pour cette dernière complication, les soins les plus méticuleux de propreté sont de rigueur. On doit plusieurs fois par jour, par des lotions simples faites avec de l'eau stérilisée, ou mieux avec une solution antiseptique quelconque, aussi chaude que possible, débarrasser les bords des paupières de tous les corps étrangers qui y sont adhérents et qui consistent en des croûtelles formés par des produits de sécrétion desséchés à la base des cils.

Un moyen très efficace à recommander est d'exprimer légèrement le bord palpébral entre le pouce et l'index, pour dégorger les glandes de Meibomius et les bulbes pileux des produits d'hypersécrétion qui s'accumulent dans leurs cavités et décongestionner ainsi les bords palpébraux. Puis on fait un massage digital des bords palpébraux avec la pommade à l'oxyde jaune d'hydrargyre, d'après la formule que nous donnons plus bas.

S'il y a déjà de petites ulcérations superficielles avec suppuration des follicules pileux, il est indiqué d'arracher les cils malades et de faire tous les jours un attouchement au glycérolé de sublimé d'après la formule ci-contre :

> Sublimé. . . . . . . . . . . . . . .        0 gr. 50
> Glycérine pure. . . . . . . . . . .        100

ou avec le glycérolé au nitrate d'argent dans les mêmes proportions, c'est-à-dire :

> Nitrate d'argent cristallisé. . . .        0 gr. 50
> Glycérine pure. . . . . . . . . . .        100

Ces attouchements doivent être pratiqués avec beaucoup de précautions ; on se sert d'un petit tampon-baguette imbibé du glycérolé, légèrement exprimé, et on le porte exclusivement sur le bord ciliaire qui seul doit être intéressé dans cette médication. On enlève ensuite avec du coton hydrophile sec l'excès de caustique répandu.

Un autre traitement assez efficace contre la blépharite
et la blépharo-conjonctivite des granuleux, est le *savonnage des paupières au protargol*. Cette médication a donné
de très bons résultats à M. Darier, qui la recommande (1).
Il se sert de la formule :

> Protargol...................  5 gr.
> Eau distillée................  10
>     Laisser fondre spontanément.

Avec un pinceau imbibé de cette solution, il pratique
un frottage des paupières, énergique et rapide, pendant
quelques minutes, à la façon du savonnage de la barbe
qu'on fait avant de se raser  Le protargol (protéinate d'argent, composition albumineuse) mousse alors comme du
savon ; il imbibe les cils, les pénètre jusqu'à leur racine
et détruit les germes infectieux.

Quand les lésions sont arrivées à une période tellement
avancée que le bord ciliaire hypertrophié s'est transformé
en un tissu dur et fibreux, et que la plupart des cils ont
disparu par suite de l'atrophie de leurs follicules (*madarosis*), il sera avantageux, en plus des traitements que nous
venons d'indiquer, de conseiller l'application chaque soir,
avant de se coucher, d'une petite quantité de pommade
au précipité jaune ainsi formulée :

> Oxyde jaune d'hydrargyre..........  0 gr. 20
> Vaseline chimiquement pure et aseptique.  10

On l'étendra sur les bords ciliaires, à l'aide d'un petit tampon
baguette, en ayant soin de pratiquer un massage digital
léger sur les parties indurées.

Il arrive très souvent dans les blépharites des granuleux,
que le gonflement du bord palpébral amène un *renverse-*

(1) DARIER, *Leçons de thérapeutique oculaire*, Paris 1901, p. 152.

*ment en dehors (éversion) du point lacrymal inférieur.*
L'élimination des larmes ne se fait plus normalement, et
le larmoiement qui se produit est une cause d'inflammation de plus, qu'on devra faire cesser en incisant le conduit
lacrymal, de façon à transporter son orifice antérieur plus
en arrière, en un point de son trajet qui se trouve encore
en contact avec le globe oculaire.

Après cette opération, s'il persiste un certain degré de
larmoiement, ce qui indiquerait que les voies lacrymales
sont rétrécies en un point de leur trajet, il faudrait com-
pléter le traitement par quelques séances de cathétérisme
en se servant pour cela de sondes, modèle Bowman ou
Galezowsky, sans dépasser le nº 4.

On ferait en même temps le lavage des voies lacrymales
avec un liquide antiseptique, par exemple avec une solution d'acide borique à 4 % ou de cyanure d'hydrargyre à
1 pour 10 000. Il faut en pareil cas rejeter l'usage de la tra-
ditionnelle seringue d'Anel, dont le piston en cuir s'infecte
très facilement et crée un danger pour les voies lacrymales, dont on cherche à faire l'antisepsie. On se sert
d'une seringue construite entièrement en cristal et d'une
capacité de 5 à 10 centimètres cubes.


### Déformation des paupières. — Ptosis. — Trichiasis et Entropion. — Ectropion.


*Ptosis.* — Dans un simple ptosis persistant de la paupière supérieure, sans entropion ni trichiasis, le traitement
le plus efficace au double point de vue optique et esthétique, est l'*opération de De Graefe :*

A 5 millimètres au-dessus du bord libre de la paupière, parallèlement à ce bord et dans toute sa longueur,
on fait une incision comprenant seulement la peau ; puis,
on dégage chaque lèvre de la plaie de ses adhérences

profondes et on les écarte en les attirant fortement en sens inverse à l'aide de deux crochets à strabisme. On met ainsi à découvert une partie de la face antérieure du muscle orbiculaire, qu'on saisit avec une pince à griffes dans une étendue de huit à dix millimètres, bien entendu dans le sens des fibres et parallèlement à la direction des lèvres de la plaie cutanée. On ferme ensuite la plaie par trois ou quatre points de suture, appliqués de la façon suivante :

Saisissant avec une pince la partie moyenne de la lèvre cutanée supérieure, on passe l'aiguille à deux millimètres de son bord ; puis on soulève avec la pince la partie correspondante du bord supérieur de la plaie musculaire, à travers lequel on passe l'aiguille de la même manière.

On opère en sens inverse pour la lèvre inférieure, dans laquelle on passe l'aiguille, en traversant successivement la lèvre musculaire et la lèvre cutanée.

Après que les deux sutures latérales ont été placées de la même façon, on serre les fils qu'on noue et dont les extrémités sont coupées au ras du nœud. L'élimination des fils se fait spontanément dans une dizaine de jours.

Un autre procédé très efficace contre le ptosis est celui de *Dransart-Pagenstecher* ou *procédé de sutures sous-cutanées*.

Il est basé sur l'action du muscle frontal sur la paupière supérieure. En effet, l'observation démontre que les personnes atteintes de ptosis s'efforcent de relever cette paupière en fronçant le front et mettent ainsi en contraction le muscle frontal. C'est pour renforcer l'action du muscle frontal sur la paupière, qu'on a pensé à le relier directement à cette dernière par des attaches fibreuses ou tendons artificiels, créés à l'aide du tissu cicatriciel qui se forme sur le trajet des sutures sous-cutanées.

La pratique opératoire est la suivante :

Avec un crayon dermographique, de couleur bleue ou autre, on trace sur la paupière supérieure (face cutanée) jusqu'au dessous de l'arcade sourcilière, verticalement et en gros pointillé, le trajet que doit parcourir la suture. Sur la direction de ce pointillé, on enfonce en avant et au-dessus du bord ciliaire de la paupière, l'une des aiguilles d'un fil doublement armé, et on la fait cheminer de bas en haut sous la peau, entre cette dernière et le tarse, à travers le muscle orbiculaire, puis sous l'arcade sourcilière à travers le frontal, pour la faire sortir au-dessus du sourcil. On fait passer la seconde aiguille la même façon, à 1/2 centimètre de distance de la première. Ainsi la paupière se trouve traversée par une anse de fil. On applique de la même façon une ou deux autres anses parallèles à la première, si on le juge nécessaire.

Avec les deux extrémités de chaque fil, on fait sur un bout de drain de caoutchouc ou sur un rouleau de gaze iodoformée, un nœud coulant suffisamment serré, qu'on peut au besoin, le lendemain et les jours suivants, selon le cas, resserrer ou relâcher à volonté. Il se produit sur le trajet des fils, des espèces de traînées ou brides cicatricielles, qui s'étendent depuis la paupière (surface antérieure du tarse) jusqu'au muscle frontal et qui relient ces deux organes l'un à l'autre assez solidement. On ne doit pas enlever les fils avant le douzième ou le quinzième jour, temps nécessaire pour la production de ces brides cicatricielles.

Il arrive parfois, malgré les précautions prises, qu'une infection de la plaie vient à se produire et on voit, trois ou quatre jours après l'opération, la suppuration envahir le trajet des fils. En pareil cas, on doit enlever les fils, soigner la plaie et remettre l'opération à plus tard.

Ce procédé donne de très bons résultats; il est recommandable dans les cas de ptosis de faible ou de moyenne intensité, comme celui des granuleux dont il est question.

***Trichiasis et entropion.*** — Ces complications du trachome sont des plus fréquentes et des plus dangereuses pour l'œil. La gravité du mal est proportionnelle à son étendue ; ainsi, un trichiasis total compromet beaucoup plus l'organe de la vision que ne le fait un trichiasis partiel. Mais, même dans les cas où la déviation des cils est peu marquée et très limitée, il y a grand avantage à recourir tout de suite à des opérations dont l'efficacité est reconnue.

Dans tous les cas, l'épilation doit être abandonnée : c'est un moyen inefficace, ne donnant que des résultats éphémères et demandant une application répétée à de courts intervalles, tous les deux ou trois mois, pendant toute la vie.

Il en est de même de l'ancienne opération de Celse, qui consiste à donner aux cils déviés une nouvelle direction en dehors, de façon à empêcher leur frottement sur le globe et la cornée ; mais, comme les cils se renouvellent incessamment, les nouveaux qui poussent prennent toujours la même direction vicieuse. Donc, rien à espérer de ce procédé.

Lorsqu'on a affaire à un *trichiasis général* ou *partiel* et plus ou moins prononcé de la paupière supérieure ou inférieure, *sans incurvation du tarse*, on peut avoir recours à la *marginoplastie*, opération qui se pratique de la façon suivante :

A l'aide d'un petit bistouri, on incise verticalement le bord palpébral sur une hauteur de 2 à 3 millimètres environ et en dedans du sol ciliaire, de façon à diviser ce bord en deux parties ou feuillets, interne et externe. La partie externe ou antérieure contient la peau et les cils (sol ciliaire) ; la partie interne ou postérieure, le tarse et la muqueuse. L'incision doit toujours porter à 3 millimètres environ du point lacrymal supérieur, pour éviter de blesser ce dernier et de donner lieu à un larmoiement consécutif.

Dans l'interstice créé par la fente du bord palpébral, on greffe un petit lambeau cutané large de 1 ᵐᵐ 1/2 et ayant la même longueur que la fente. Ce lambeau est pris sur la paupière supérieure elle-même. Pour cela, à 4 millimètres au-dessus du bord ciliaire, on fait une incision horizontale sur la peau de la paupière et une seconde à 1 ᵐᵐ 1/2 au-dessus et parallèlement à la première ; puis, on dissèque et on prélève la bandelette cutanée comprise entre ces deux incisions horizontales, pour la greffer dans l'interstice du bord palpébral fendu, après hémostase complète de la plaie. Cette dernière condition est indispensable pour la prise du lambeau cutané, sans quoi l'hémorrhagie empêcherait sa coaptation et son adhérence. Ensuite, pour tenir béant l'interstice de la fente et faciliter ainsi la consolidation de la greffe, on attache la paupière par deux points de suture sur la peau de la partie supérieure de l'orbite, au-dessous de l'arcade sourcilière. Ces deux points de suture sont placés sur la paupière, l'un en dehors, l'autre en dedans, de la façon suivante :

Avec une aiguille courbe, armée d'un fil, on traverse verticalement de bas en haut la peau palpébrale près du bord ciliaire, et on sort dans la plaie formée par le prélèvement de la bandelette cutanée ; puis, avec la même aiguille, on transperce la peau orbitaire en dessous de l'arcade sourcilière, dans une direction verticale ou un peu oblique, de dehors en dedans pour le point externe, de dedans en dehors pour l'interne, et finalement on noue serré et solidement chaque point. Ces points de suture renversent un peu en dehors la lèvre antérieure ou ciliaire de l'incision du bord palbébral et font entre-bâiller l'interstice entre les deux lèvres.

L'opération se termine par un pansement légèrement compressif ainsi constitué : d'abord sur la plaie, une rondelle de tarlatane enduite abondamment de vaseline aseptique, puis de l'ouate aseptique et la bande stérilisée.

Un ou deux jours après ce premier pansement, on enlève avec beaucoup de précaution les fils des deux points de suture, sans pourtant toucher ni au pansement ni à la greffe, qu'on laisse pendant huit à dix jours sous ce pre-- mier pansement.

Généralement les résultats obtenus par ce procédé sont très favorables et le succès est parfait. Néanmoins, en cas d'insuccès, comme il n'y a eu aucune perte de substance ni aucun délabrement des téguments, on a le temps de recourir à d'autres procédés, capables d'assurer la guéri- son radicale et que nous exposerons ultérieurement.

La même opération de *marginoplastie* est recommandable dans les mêmes conditions, pour le *trichiasis total* ou *partiel de la paupière inférieure*.

Elle se pratique de la même façon que sur la paupière supérieure.

La petite greffe cutanée doit être prélevée sur la paupière inférieure malade, à quelques millimètres au-dessous du bord ciliaire qu'on se propose de redresser. L'incision mar- ginale de ce bord est faite de la même manière. Le point de suture, qui doit maintenir écartées les lèvres de la plaie marginale et faciliter la coaptation de la greffe sur cette plaie, aura une direction verticale ou légèrement oblique.

Le pansement est identique à celui de la paupière supé- rieure. Le fil sera enlevé un ou deux jours après l'opéra- tion, en laissant en place le premier pansement qui doit rester à demeure pendant huit à dix jours.

Le même cas de *trichiasis* peut être efficacement com- battu par des *cautérisations linéaires*, faites parallèlement au bord de la paupière avec le *thermo* ou le *galvano- cautère*. Ce procédé est applicable aux deux paupières.

Il faut pratiquer les cautérisations à 3 millimètres environ du bord ciliaire, pour ne pas s'exposer à blesser les follicules pileux. Les cautérisations seront faites profondément à travers les couches cutanées et musculaires, et pénétreront jusqu'au tarse. Dans le trichiasis partiel, elles dépasseront notablement en longueur l'étendue de la partie ciliaire à redresser ; et dans le trichiasis total, elles s'étendront de chaque côté, à 4 ou 5 millimètres au delà de la lésion.

Cette opération étant très douloureuse, il faudra la pratiquer après anesthésie locale par injection sous-cutanée de cocaïne à 1 %. Elle est très simple à exécuter, n'offre aucun danger et ne nécessite aucun soin particulier. Quand on la pratique à l'aide du thermocautère, il est toujours préférable d'employer un couteau de petit calibre. La seule précaution à prendre, lorsqu'on s'approche de l'angle interne, est de ne pas s'avancer trop loin, afin de ne pas s'exposer à voir le renversement des points lacrymaux se produire après l'opération, sous l'influence de la rétraction cicatricielle. La raie cicatricielle produite par la cautérisation amène une rétraction de la peau, suffisante pour attirer en dehors le sol ciliaire dévié. L'opération se termine par l'application sur l'œil d'un pansement aseptique à la vaseline stérilisée.

Lorsque le *trichiasis* est *partiel* et la *déviation limitée à quelques cils*, on peut obtenir un résultat satisfaisant en pratiquant partiellement *la marginoplastie* ou *la raie de feu* au thermo ou galvano-cautère, ou encore en détruisant par l'*électrolyse* les bulbes pileux des cils déviés, ou enfin en pratiquant la petite *opération de Desmarres*.

La *destruction des bulbes pileux par l'électrolyse* se pratique de la manière suivante :

On applique le pôle négatif dans le bulbe pileux qu'on cherche à détruire, en enfonçant dans ce dernier, par la base

du cil, l'aiguille fine de platine iridiée, et, sur une partie
de la face (front, tempe, joue), le pôle positif portant le tampon mouillé. Comme force de courant, trois à quatre milliampères suffisent généralement. La durée de l'application
dépendra de l'apparition à la base du cil opéré, d'une sorte
de mousse blanche, produite par le dégagement de gaz
hydrogène que le pôle négatif fournit et qui indique la
destruction du bulbe pileux par le courant électrolytique ;
ce temps est approximativement évalué à une minute. On
enlève ensuite les deux pôles, après avoir, par mesure de
précaution, pour des raisons que nous avons exposées
précédemment, ouvert préalablement le courant. Le cil,
dont le bulbe est ainsi détruit, ne tient plus par aucune
attache et s'enlève le plus souvent de lui-même ; il reste
collé au bout de l'aiguille fine de platine iridiée constituant le pôle négatif ; d'autres fois, on l'enlève tout
simplement et sans exercer aucune traction, à l'aide d'une
pince à épiler. Au cas où pendant cette épilation on constate une certaine résistance, il ne faut pas persister, mais
appliquer de nouveau le courant électrolytique ; cela arrive
rarement. On procède de la même façon pour le reste des
cils déviés ; suivant leur nombre, on peut, en faisant une
séance d'électrolyse tous les trois ou quatre jours, arriver
à les détruire au bout de deux ou trois séances.

L'*opération de Desmarres* s'exécute ainsi :

On saisit avec une pince, très près du bord ciliaire et
en face des cils déviés, un petit pli de peau qu'on enlève
d'un coup de ciseaux. Il se produit ainsi une plaie ova-
laire qui, en se cicatrisant, amène une rétraction de la
peau, suffisante pour attirer en dehors les cils déviés.


Outre ces procédés, dans les mêmes cas de *trichiasis
simple, partiel* ou *total*, on peut avoir recours à l'application de *sutures de Gaillard*. Cette opération, recommandable en pareils cas, donne des résultats meilleurs que celle

de Desmarres et au moins aussi bons que la cautérisation, sans présenter les inconvénients de cette dernière, qui nécessite des appareils spéciaux.

Pour placer les sutures de Gaillard, on procède de la façon suivante : l'œil à opérer étant tenu fermé, on marque sur la paupière, par des lignes verticales, à l'aide d'un crayon dermographique de couleur (bleu, rouge ou vert), les points où les sutures doivent être placées ; puis, prenant une pince à griffe un peu forte, on en place les mors, auxquels on donne un écartement de 12 à 15 millimètres, sur la ligne où la suture sera posée, de façon que la branche qui répond au bord ciliaire soit très rapprochée de la base des cils déviés. Les deux branches de la pince étant alors dirigées perpendiculairement à la face antérieure de la paupière, on presse légèrement sur cette dernière, en même temps qu'on rapproche les mors de la pince. On a ainsi saisi un pli de la paupière, parallèle au bord ciliaire et comprenant toutes les parties molles (peau et muscle) placées en avant du cartilage tarse.

Il ne reste plus qu'à soulever légèrement ce pli, et à traverser sa base par un fil de soie aseptique, en rasant avec l'aiguille courbe la face antérieure du tarse. Cette suture forme une anse perpendiculaire au bord palpébral ; les deux parties de cette anse cheminent superposées l'une sous la peau palpébrale, l'autre à l'extérieur. On noue ensuite ce fil et on le serre solidement, de manière que la peau soit étranglée dans la suture elle-même. On place de la même façon la quantité de sutures jugées nécessaires (deux ou trois).

Le gonflement de la paupière qui suit l'opération, n'est jamais considérable, et on n'a plus à s'occuper des fils ; ceux-ci tombent en général spontanément au bout d'une huitaine de jours, après n'avoir causé qu'une suppuration insignifiante ou nulle, et laissent une difformité de la paupière, qui est à peine sensible pendant les jours qui suivent l'opération et qui disparaît complètement dans l'espace de quelques semaines.

Ces sutures ont pour effet d'amener la formation d'une petite bride cicatricielle, qui tend à dévier le cil en sens inverse de la déviation morbide.

Il est à remarquer que cette opération ne donne pas toujours des résultats satisfaisants, de sorte qu'on ne peut pas avoir en elle une confiance absolue ; en outre elle est assez douloureuse.

Lorsque le trichiasis avec déformation minime du tarse intéresse la plus grande partie ou la totalité de la rangée des cils des deux paupières, l'opération indiquée est celle de *Jaesche-Arlt*, basée sur la *transplantation du sol ciliaire* et applicable aux deux paupières. Elle se pratique de la manière suivante :

La paupière à opérer étant fixée et tendue à l'aide d'une corne ou de la pince de Snellen, de Knapp ou de Charamis (1), l'opérateur pratique sur le liséré intermarginal du bord palbébral, une incision longitudinale de 3 millimètres de profondeur environ, située exactement en avant de la rangée des orifices des glandes de Meibomius et s'étendant dans toute la région des cils déviés en arrière d'eux (*fig. 6*). De cette façon, on divise le bord palpé-

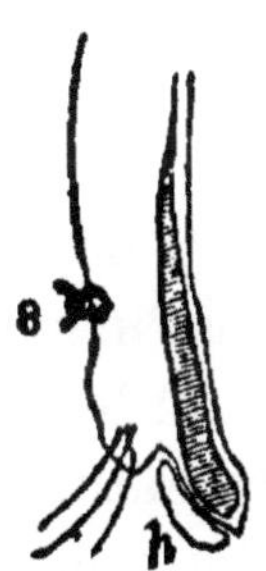

*Fig. 6. — Transplantation du sol ciliaire ou opération de Jaesche-Arlt.*

*s*, points de suture fixant le sol ciliaire transplanté.

*h*, greffe du lambeau cutané palpébral sur la surface dénudée de la partie antéro-inférieure du tarse.

(1) Nous donnons la préférence à cette dernière, construite sur les indications du Dr Charamis d'Athènes par Wulflog-Lüer, parce que, en même temps qu'elle assure une hémostase complète, elle permet l'exécution de l'opération sans l'assistance d'un aide.

bral en deux feuillets jusqu'aux limites du champ d'implantation des cils. Le feuillet antérieur comprend le sol ciliaire, la peau et une partie du muscle orbiculaire; le postérieur contient le tarse et la muqueuse conjonctivale. Ensuite, on fait une seconde incision à 3 millimètres du bord de la paupière, parallèle à ce bord et divisant seulement la peau; les extrémités de cette incision correspondent exactement aux extrémités de celle pratiquée dans l'épaisseur du bord palpébral.

Le principe de cette opération consistant dans la transplantation du sol ciliaire, rendu mobile, sur un point de la surface palpébrale un peu éloigné du bord, on fait sur le milieu de la paupière, à 3 ou 4 millimètres au-dessus de cette première incision, une seconde incision en forme d'arc, dont la concavité regarde en bas pour la paupière supérieure, en haut pour l'inférieure, et dont les extrémités viennent tomber sur les extrémités de la précédente. Le lambeau elliptique cutané ainsi circonscrit est soulevé par une pince, détaché de ses adhérences profondes et enlevé. Il ne reste plus qu'à réunir la plaie (c'est-à-dire la lèvre de l'incision cutanée en forme d'arc et la bandelette contenant le sol ciliaire mobilisé dans toute son étendue) par des sutures verticales; celles-ci seront au nombre de 4 à 6, lorsque l'opération portera sur toute l'étendue du bord ciliaire; elles seront placées de la façon suivante :

L'aiguille doit pénétrer près de la base des cils, passer en en arrière des fibres musculaires qui sont à nu dans le fond de la plaie, et ressortir dans la peau de la paupière, à 1 millimètre environ au-dessus de la lèvre supérieure de l'incision cutanée. La lèvre inférieure de la plaie avec les bulbes pileux est fortement attirée en haut et, de cette manière, les cils se redressent.

Après l'opération, l'incision du liséré intermarginal s'entre-bâille et laisse voir la face antérieure du tarse au fond de la plaie. Si, en quelque point, il restait des adhérences s'opposant à cet entre-bâillement, il faudrait les faire disparaître d'un coup de bistouri.

Pour plus de sécurité dans les résultats définitifs, et pour obvier à un inconvénient qui s'observe parfois et qui consiste dans une nouvelle attraction en bas du sol ciliaire transplanté à la suite de sa cicatrisation, on complète l'opération par la marginoplastie. Celle-ci se pratique en plaçant dans l'entre-bâillement de la plaie du bord palpébral, pour qu'il s'y greffe, le lambeau de la peau palpébrale excisé, auquel on donne préalablement une forme telle qu'il puisse s'ajuster dans la plaie (*fig. 6, h*). On maintient ce lambeau en place par un bandage ; il contracte presque toujours des adhérences.

De Graefe, craignant des rechutes, surtout vers les angles de la paupière, apporta à cette méthode la modification suivante :

On commence par deux incisions verticales de quatre lignes de longueur, qui, partant du bord libre, remontent en traversant la peau et le muscle orbiculaire. Ces sections délimitent latéralement la partie destinée à être transplantée et doivent commencer, dans le cas de trichiasis complet, d'un côté, juste à la commissure externe, de l'autre, près du point lacrymal supérieur. C'est alors que, comme dans l'opération de Arlt, on divise la paupière en deux couches par une seconde section qui passe entre la peau et le cartilage (section intermarginale), puis on attache la couche cutanée de manière que le bord ciliaire soit remonté de deux lignes.

Pour augmenter l'effet de l'opération, on peut, soit exciser un pli ovale de la peau dont les extrémités n'ont nullement besoin de rejoindre les extrémités des sections verticales, soit se contenter de comprendre, sans excision préalable, un pli analogue de la peau entre deux ou trois sutures.

Dans la même opération exécutée à la paupière inférieure, le lambeau cutané à exciser doit être plus étroit encore, et cela pour éviter l'ectropion qui peut se développer à la suite de l'excision d'un grand lambeau.

Cette opération, malgré les bons résultats qu'elle donne très souvent, n'est pas complètement exempte d'inconvénients. D'abord, il n'est pas aisé d'apprécier exactement la longueur du lambeau à exciser, cela dépendant toujours du degré d'élasticité ou de relâchement du tissu cutané palpébral; ensuite, la récidive est possible.

En ce qui concerne le premier point, on ne peut pas établir une règle précise pour indiquer d'avance quelle doit être la largeur de la bandelette cutanée, puisqu'elle doit différer suivant l'état (élasticité ou relâchement) de la peau palpébrale. Excise-t-on un lambeau trop petit, le champ d'implantation des bulbes pileux est trop peu relevé, et le trichiasis se reproduit. Enlève-t-on au contraire trop de peau, l'ectropion et la lagophthalmie en seront la conséquence, constituant deux fâcheuses suites opératoires qu'on ne pourrait faire disparaître que par une nouvelle opération.

Pour obvier à ces inconvénients, on a imaginé d'autres méthodes par lesquelles il est possible de relever le sol ciliaire sans ablation d'un lambeau cutané. L'opération suivante préconisée par Hotz appartient à cette catégorie.

***Relèvement du sol ciliaire suivant la méthode de Hotz.*** — L'idée fondamentale de cette opération consiste à relever le sol ciliaire, non pas en raccourcissant la peau palpébrale comme dans le procédé de Jaesche-Arlt, mais en l'attachant à un point fixe, c'est-à-dire au bord supérieur du tarse. Cette intervention est applicable aux deux paupières, mais c'est surtout pour la paupière supérieure qu'elle doit être préférée.

La technique opératoire consiste, pour la paupière supérieure, à pratiquer sur la peau, le long du bord supérieur du tarse, une incision qui s'étend d'une extrémité de ce cartilage à l'autre. On entre-bâille ensuite la plaie cutanée, et, saisissant avec une pince à disséquer les faisceaux musculaires de l'orbiculaire visibles au fond (*Fig.* 7, *o*), on les excise d'un coup de ciseaux, de manière à mettre bien à nu le bord supérieur du tarse et à diminuer la puissance du muscle qui tend à infléchir la paupière vers le bulbe. Il s'agit maintenant de placer quelques sutures pour attacher solidement le bord inférieur de la plaie au bord supérieur du fibro-cartilage. A cet effet, on passe l'aiguille de dehors en dedans, d'abord à travers la

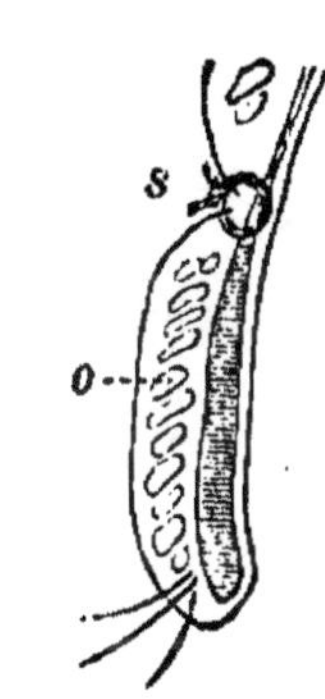

Fig. 7. — *Opération du trichiasis. Procédé de Hotz.*
*s*, place de la suture.
*o*, fibres de l'orbiculaire à exciser.

lèvre supérieure de la plaie cutanée, puis à travers le bord supérieur du tarse, et ensuite (*Fig.* 7, *s*) de dedans en dehors, à travers la lèvre inférieure de la plaie cutanée. On noue les fils assez solidement et on termine l'opération par un pansement aseptique sec. Les fils doivent être enlevés après le sixième ou le huitième jour.

Pour la paupière inférieure, l'opération se pratique de la même manière; mais, en raison de la moindre hauteur du tarse, l'incision se trouve plus près du bord libre de la paupière.

Nous devons encore mentionner comme étant basée sur le même principe du relèvement du sol ciliaire, l'*opération de Œttingen*, peu pratiquée aujourd'hui.

Elle consiste à diviser la paupière, par une incision marginale, en deux feuillets, l'un antérieur, comprenant le sol ciliaire et la peau, l'autre postérieur, contenant le muscle orbiculaire, le tarse et la conjonctive. L'incision doit être prolongée jusqu'au bord supérieur du tarse, de façon que la peau avec le sol ciliaire puisse glisser facilement sur ce cartilage. On fixe ensuite à l'aide de sutures, en le relevant, le feuillet antérieur (peau et sol ciliaire) sur le bord supérieur du tarse (*Fig. 8*).

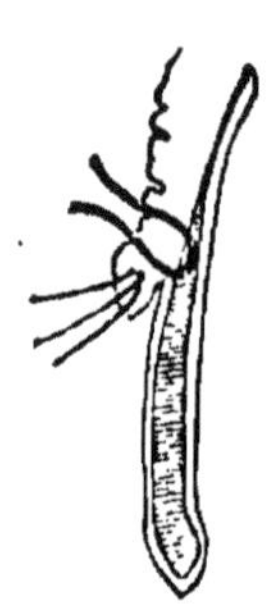

Fig. 8. — *Opération du Trichiasis. Procédé de Œttingen.*

Une autre opération, qui peut trouver son application dans le *trichiasis total*, et mieux encore dans le *trichiasis partiel*, interne ou externe, — quand, dans tous ces cas, le tarse n'est pas profondément touché, — c'est la *transplantation du sol ciliaire*, suivant le procédé à *lambeaux pédiculé* de Spencer Watson.

Cette opération se pratique de la façon suivante :

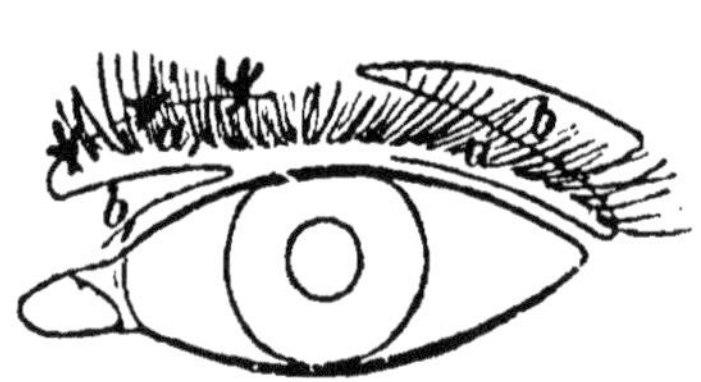

Fig. 9. — *Opération du Trichiasis par blépharo-marginoplastie, d'après le procédé de Spencer Watson.*

Les lambeaux sont représentés n'occupant que la moitié de la longueur totale de la paupière. La moitié externe de la paupière supérieure montre les lambeaux dans leur situation naturelle ; la moitié interne les montre après leur interversion (Fuchs).

Par une incision marginale totale, on divise en deux le bord palpébral dans une profondeur de 1$^{mm}$,1/2 à 2 millimètres environ. La lèvre ou tranche antérieure comprend le sol ciliaire et les fibres de l'orbiculaire ; la tranche postérieure, le cartilage tarse et la muqueuse conjonctivale. Ceci fait, on pratique une seconde incision au-dessus de la rangée des cils, à 2 millimètres d'eux et parallèlement au bord palpébral. On délimite ainsi une longue et étroite bandelette cutanée constituée par le sol ciliaire. On dissèque cette dernière en la détachant à l'une de ses extrémités, tandis que l'extrémité opposée tient à la peau palpébrale (*Fig. 9*). Ensuite on forme une seconde bandelette cutanée (second lambeau), semblable à la première ; dans ce but, à 2 millimètres environ au-dessus du premier lambeau, on pratique une troisième incision parallèle à la seconde; celle-ci forme la limite du second lambeau, que l'on détache également à l'extrémité correspondant à la base ou partie non détachée du premier lambeau qui porte les cils, tandis que l'autre extrémité correspondant au bout détaché du premier lambeau reste attachée à la peau palpébrale.

On intervertit alors les deux lambeaux de manière que celui qui porte les cils devienne le supérieur, tandis que le lambeau supérieur vient prendre la place de l'inférieur. Chacun des lambeaux est fixé dans sa position par des points de suture.

L'opération se termine par l'application d'un pansement aseptique sec, et on enlève les fils au bout de six à huit jours.

L'inconvénient qu'on peut trouver parfois à cette opération, quand elle est pratiquée sur toute la longueur de la paupière, c'est que les lambeaux, comparativement à leur longueur, possèdent une base assez étroite et sont, de ce fait, très sujets à se nécroser. Pour cette raison ce procédé doit, ainsi que nous l'avons dit plus haut, être réservé aux cas de trichiasis partiel intéressant seulement l'une ou l'autre des extrémités de la rangée des cils, et où par conséquent le lambeau n'a pas besoin d'être aussi long.

D'autres méthodes, basées sur le même principe de lambeaux pédiculés et auxquelles on a quelquefois recours aujourd'hui, sont celles de Gayet de Lyon, de Jacobson et de Dianoux. Nous allons exposer successivement les procédés de ces auteurs.

***Procédé de Gayet de Lyon.*** — Ce procédé convient tout particulièrement aux entropions et trichiasis partiels ou latéraux.

L'opération se compose de trois temps :

Le *premier temps* consiste à faire une incision oblique de 2 vers 3 (*Fig. 10*) qui intéresse en même temps la conjonctive

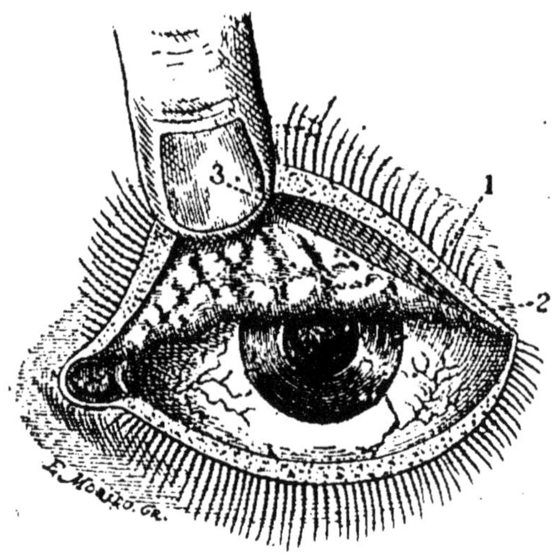

Fig. 10. — *Opération du Trichiasis par lambeau pédiculé, d'après le procédé du professeur Gayet de Lyon.*

2-3, incision du 1er temps, intéressant la conjonctive, le tarse et le muscle orbiculaire; 1, les deux feuillets de l'incision écartés.

palpébrale, le squelette tarsien incurvé et le muscle, sans toucher à la peau. On renverse la paupière supérieure en la saisissant dans les mors d'une pince de Snellen, et, à l'aide d'un bistouri, on fait partir l'incision tout près du bord ciliaire, de dedans en dehors dans l'entropion supéro-interne, de dehors en dedans dans l'entropion supéro-externe, en s'écartant progressivement de ce bord, de façon à limiter un petit triangle à base externe ou interne selon la position de l'entropion en dedans ou en dehors. La longueur de cette incision dépendra de l'étendue de l'entropion partiel latéral. La marge ciliaire se trouve ainsi divisée en deux feuillets : le feuillet antérieur ou cilio-tarso-cutané contient une portion triangulaire du cartilage tarse, les cils, le muscle orbiculaire des paupières et la peau ; le feuillet postérieur ou tarso-conjonctival com-

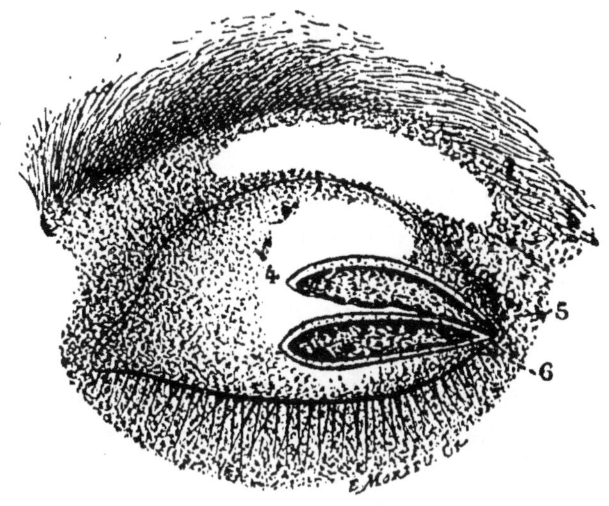

Fig. 11. — Deuxième temps de l'opération.
4, 5, lambeau cutané pédicule de la paupière ; — 6, surface cruentée de la paupière, formée par la dissection du lambeau.

prend la partie postérieure du tarse, la conjonctive et le muscle orbiculaire.

Le *deuxième temps* consiste dans la dissection du lambeau cutané, représenté sur la figure 11, qu'on taille à une légère distance du bord libre de la paupière. Les dimensions de ce lambeau cutané, qui doit avoir la forme triangulaire mais en sens inverse de la première incision et être détaché de son sommet à sa base, doivent correspondre comme longueur à l'incision oblique conjonctivotarsienne du bord palpébral et avoir une largeur d'autant plus prononcée que la marge ciliaire est plus atrophiée et plus réduite. Le lambeau cutané doit comprendre seulement la peau.

Dans un *troisième temps*, on introduit et on fixe par un fil le lambeau en question dans la fente créée par l'incision tarso-conjonctivale du bord ciliaire.

.. Pour **bien réussir** dans cette opération, il est très important de ne **pas laisser** de bulbe ciliaire dans la lèvre postérieure de l'incision tarso-conjonctivale et de bien fixer le lambeau transplanté. De plus, en ce qui concerne l'entropion supérieur interne, on doit éviter tout traumatisme du point lacrymal.

**Procédé de Jacobson.** — Voici comment il est exposé dans les *Annales d'oculistique*, (tome IG, page 77, juillet 1888).

Supposons un trichiasis dans la paupière supérieure gauche. L'opérateur se place devant, l'assistant derrière le malade. La main droite de l'assistant dirige la plaque de Jaeger, la main libre arrose le champ opératoire avec une solution antiseptique.

*Premier acte.* — Section intermarginale d'après Jaesche-Arlt, divisant la paupière en un feuillet inférieur (cartilage et conjonctive) et un feuillet supérieur (ensemble des parties molles), sur une étendue de 6 à 8 millimètres, vers le haut.

*Deuxième acte.* — Excision d'un mince lambeau de peau, habituellement de l'extrémité temporale de la section, partant intermarginale, pour être emprunté perpendiculairement vers le haut ou en bas à la peau du visage, ou bien encore à angle obtus à la peau de la tempe, ou à la peau même de la paupière (Vossius). Lorsque cette bandelette est détachée jusqu'à 4 millimètres environ de la pointe, une fine aiguille courbe garnie d'un fil de soie est passée à travers elle, de la surface cutanée vers la face cruentée. On libère ensuite la pointe.

*Troisième acte.* — Le lambeau à transplanter est conduit avec le fil dans la section intermarginale, et sa pointe cousue dans l'angle nasal. La même aiguille suture le bord supérieur du lambeau en trois endroits aux points de sortie des cils; une aiguille plus forte fixe le bord inférieur en trois points au bord libre du tarse. Suture de la plaie cutanée. Iodoforme.

**Procédé de Dianoux.** — Nous devons à l'extrême amabilité de M. le Professeur Dianoux, de Nantes, la description détaillée de son ingénieux procédé.

« *Premier temps.* — Je pratique une incision comprenant toute l'épaisseur de la paupière supérieure jusqu'au tarse exclusivement. Cette incision mesure toute la longueur de la paupière ; elle est distante de son bord libre de toute la hauteur du sol ciliaire, soit 2 1/2 à 3 millimètres environ.

« *Deuxième temps.* — Cela fait, par une incision parallèle à la première, je dessine un lambeau exclusivement cutané, que je dissèque avec soin et qui est plus long de 2 millimètres à droite et à gauche. Le lambeau, sorte de pont, a 2 millimètres de hauteur; cette hauteur est, du reste, calculée sur l'espace qu'il aura à combler quand le sol ciliaire aura été relevé en position convenable pour que les cils ne puissent plus venir au contact de la cornée.

« *Troisième temps.* — Le bord ciliaire est dédoublé au couteau de Guérin; tout ce que supporte les cils est laissé en avant, le tarse demeure à sa place.

« *Quatrième temps.* — Un crochet à strabisme est insinué entre les deux lèvres de la paupière ainsi dédoublée et charge le lambeau cutané qui est attiré en bas, aux lieu et place du sol ciliaire qu'on relève avec un autre crochet à strabisme, au besoin, pour faciliter la manœuvre.

« On le suture à son bord inférieur sur le tarse par trois points de catgut.

« Le sol ciliaire est convenablement fixé au-dessus du pont cutané, par deux à trois sutures qui fixent au tarse son bord supérieur.

« On saupoudre de bismuth et on met un bandeau contentif.

« Il n'y a point à se préoccuper des attaches du pont cutané abaissé, qui ne constituent aucune difformité.

« Ce à quoi il faut veiller, c'est à donner une hauteur suffisante au lambeau qui constitue le sol ciliaire, sans quoi il peut survenir une atrophie des bulbes pileux. Il ne faut pas craindre d'avoir trop au moment même.

« J'ai vu plus tard *tout* mon lambeau cutané devenir postérieur et jouer le rôle de muqueuse, très convenablement du reste.

« Il va sans dire que si le cartilage tarse est trop incurvé et trop épaissi au niveau de l'angle qu'il forme, dans le trachome invétéré, à la jonction des deux régions ciliaire et palpébrale, il faut l'évider comme dans les autres procédés.

« Je suis si satisfait de ce procédé, que j'ai inventé sans le savoir, que je n'en emploie pas d'autre, sauf dans le trichiasis limité. »

Nous devons encore mentionner pour mémoire un ancien procédé jadis employé contre le trichiasis et aujourd'hui complètement abandonné. Ce procédé, connu sous le nom de *procédé de Flarer*, consistait dans *l'ablation du sol ciliaire* (*Fig. 12*) pour tous les cas de trichiasis simple, général ou partiel. Il présente le grand

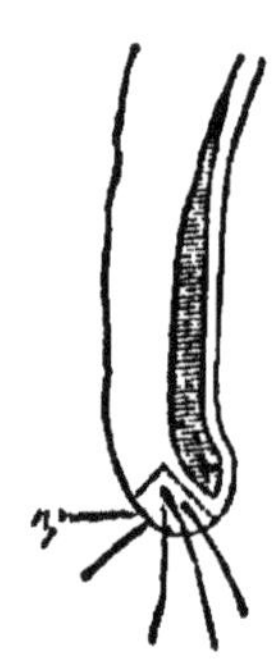

Fig. 12. — *Excision du sol ciliaire d'après le procédé de Flarer.*

inconvénient d'être toujours suivi d'une cicatrice dure et rugueuse, presque aussi dangereuse pour la cornée que le contact des cils entropionnés.

Toutes les opérations que nous venons de passer en revue trouvent leur application lorsqu'il y a simplement déviation des cils, sans modification bien marquée des courbures du tarse. Mais lorsque le renversement en dedans du bord palpébral et des cils est dû à une *incurvation du tarse*, comme cela arrive si fréquemment pour la paupière supérieure, c'est surtout contre cette incurvation du fibro-cartilage qu'il faut agir [1].

L'idée de s'attaquer directement au tarse vint déjà à l'esprit de Richter, Ware, Crampton, Guthrie, Adams, Von Ammon, Burow, Snellen, Panas, etc.

*Crampton* pratiquait sur la paupière supérieure, près de chaque commissure, une incision verticale longue de 1 centimètre environ et divisant toute l'épaisseur de la paupière. Il faisait ensuite basculer le lambeau ainsi formé et le maintenait en place avec des bandelettes de diachylon fixées au front.

*Guthrie*, au lieu de fixer le lambeau avec des bandelettes pour le renverser en dehors, tâchait d'obtenir le même résultat en excisant un lambeau cutané sur la face antérieure de la paupière et en réunissant par des sutures la plaie ainsi formée.

*Adams* réunissait les extrémités supérieures des incisions verticales par une incision longitudinale, faite sur la face conjonctivale de la paupière et intéressant seulement la conjonctive et le cartilage.

Ces diverses opérations guérissaient rarement la maladie et laissaient souvent des difformités disgracieuses des paupières. Aussi le procédé de Streatfield doit-il être considéré comme un véritable progrès dans la thérapeutique

1. Fernet, *De l'ophtalmie granuleuse*. Paris 1887.

de l'entropion. Son opération, perfectionnée par Snellen, donne des résultats assez satisfaisants (Ferret).

*Streatfield* excisait d'abord longitudinalement sur la face antérieure de la paupière, à une petite distance au-dessus du bord ciliaire, un lambeau de peau, ainsi que les fibres musculaires sous-jacentes ; puis il faisait, sur la face antérieure du tarse, un évidement cunéiforme occupant toute sa longueur, et il laissait le tout se cicatriser, comptant sur la rétraction cicatricielle pour obtenir le redressement du tarse.

*Snellen* a perfectionné cette opération par l'application de sutures spéciales et a enrichi la thérapeutique d'un procédé opératoire, sur lequel on peut absolument compter.

***Redressement du tarse d'après la méthode de Snellen.*** — L'évidement du tarse par l'ablation d'un lambeau cunéiforme constitue la base de cette méthode.

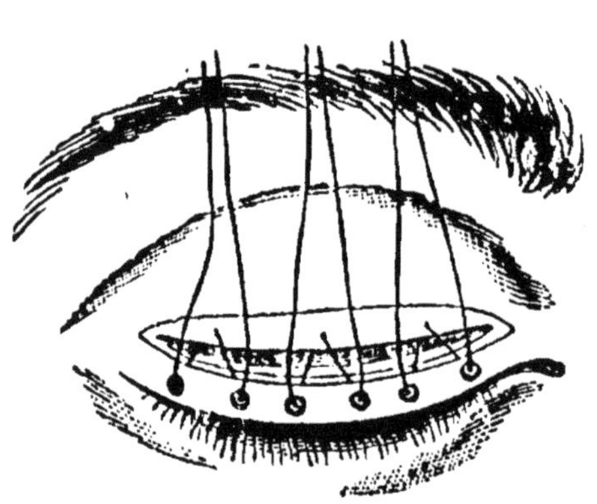

Fig. 13. — *Opération du Trichiasis* d'après
le *procédé de Snellen.*

Dissection des teguments, ablation d'une partie
conique du tarse et pose des fils.

A environ 3 millimètres au-dessus du bord palpébral et parallèlement à ce bord, on incise la peau sur toute la longueur de la paupière (*Fig. 13*). Puis, on excise les faisceaux inférieurs de l'orbiculaire mis à nu au fond de la plaie, de façon à découvrir le tarse. Ensuite, sur toute la longueur de ce cartilage, on excise un lambeau en forme de coin et tel que la base du coin réponde à la face antérieure, et son sommet à la face postérieure du tarse. Il ne reste plus alors qu'à coapter les deux surfaces de section du tarse.

Dans ce but, on applique des sutures à anses, au moyen de fils armés de deux aiguilles. On commence par passer l'une des aiguilles à travers le bord supérieur du tarse ; puis, on la dirige au devant de la plaie du cartilage (*Fig. 14*), entre le cartilage et la peau, jusqu'au bord libre de la paupière, où on la fait sortir au-dessus de la rangée des cils. On fait de même avec l'autre aiguille, qu'on peut faire sortir de la même façon à 3 millimètres de la première à côté d'elle sur la peau du bord libre de la paupière au-dessus de la rangée des cils. Ainsi, l'anse se trouve sur le bord supérieur du tarse, tandis que les deux bouts du fil apparaissent au-dessus du bord palpébral. Les autres sutures, au nombre de trois, sont placées de la même façon ; puis les extrémités de chaque fil sont passées dans une perle et les sutures sont serrées et nouées sur les perles. Les fils sont rabattus ensuite

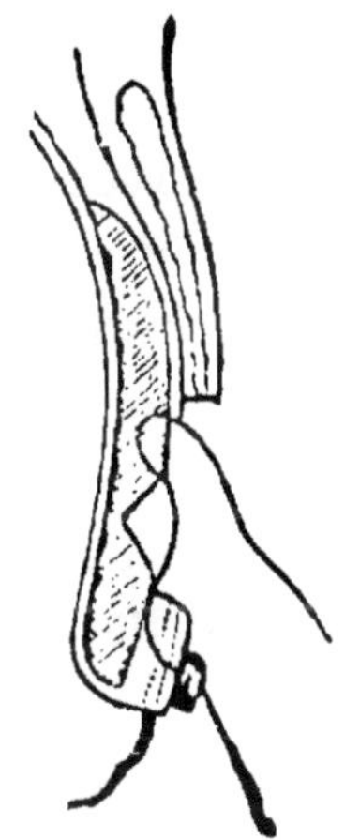

Fig. 14 (schématique). — Coupe à travers la paupière supérieure, dans l'*opération du Trichiasis* par le *procédé de Snellen.*

sur le front, où on les fixe au-dessus du sourcil au moyen d'une mince couche de coton hydrophile imbibé de collodion. De cette manière, le bord ciliaire est attiré en haut, ce qui contribue davantage à son redressement, et, la plaie se fermant spontanément, il est inutile d'en réunir les lèvres. En effet, la lèvre supérieure de la plaie, qui n'est pas comprise dans la suture, se réunit très rapidement aux parties sous-jacentes.

L'opération se termine par l'application d'un pansement aseptique simple, et les sutures sont enlevées, à moins d'infection de la plaie, au bout de huit à dix jours. On doit pratiquer l'opération après anesthésie locale au moyen d'une injection sous-cutanée, dans la paupière, d'une solution de cocaïne à 1 °/o.

Parfois, on obtient un redressement encore plus parfait, en faisant ressortir les extrémités des fils en arrière des cils, entre ces derniers et les orifices des glandes de Meibomius ; mais généralement, le placement des fils en avant des cils suffit pour donner le redressement désiré.

Lorsqu'avec la déformation du tarse, il y a *retrécissement de la fente palpébrale*, l'opération connue sous le nom d'*opération de Pagenstecher* peut être pratiquée. Malgré les bons résultats qu'on retire de cette intervention, elle laisse persister de petites difformités, qui ne rendent son application pratique que dans la clientèle nosocomiale, où le résultat esthétique ne joue pas un rôle capital (De Wecker).

Cette opération consiste dans l'exécution successive des trois petites interventions suivantes :

1° La canthoplastie, déjà décrite.

2° La tarsotomie de de Ammon, qui a pour but le redressement du tarse, en le fendant du côté de la muqueuse dans toute sa longueur et, d'après la modification apportée par Burrow, à 3 millimètres au-dessus du bord libre de la paupière.

3° L'application des sutures de Gaillard, que nous avons déjà décrite.

Lorsqu'avec le trichiasis et la déformation du tarse, il existe en même temps des *brides cicatricielles* (*symblépharon*), soit qu'elles fixent la conjonctive bulbaire au bord de la paupière dans une certaine étendue, soit qu'elles intéressent seulement la conjonctive bulbo-palpébrale antérieure, tandis que la conjonctive du cul-de-sac reste libre d'adhérences, les diverses pérations de trichiasis indiquées jusqu'à présent ne suffisent plus à elles seules à redresser le sol ciliaire.

Dans ce cas, après une opération classique de trichiasis, lorsque le regard est dirigé horizontalement, les cils gardent bien leur direction normale; mais, pendant les mouvements un peu étendus en haut ou en bas, le bord correspondant de la paupière se trouve attiré en dedans par des brides cicatricielles, et l'entropion se reproduit momentanément ; cela dans les deux paupières, supérieure et inférieure.

Une petite opération complémentaire parait donc nécessaire pour faire disparaître l'action nuisible de ces brides fibreuses.

Cette opération consiste à saisir toute la bride par son milieu avec une pince, à la soulever légèrement et à traverser sa base avec une aiguille armée d'un fil de soie doublé. Puis chaque fil est noué séparément, en serrant bien, et la bride est coupée entre les deux ligatures. Les bouts des fils sont ensuite sectionnés au ras du nœud et on laisse l'élimination se faire spontanément (Ferret).

On peut aussi, en pareil cas, après avoir coupé d'un coup de ciseaux la bride cicatricelle du symblépharon, essayer le port sur le globe de l'œil d'une coque de verre ; celle-ci tient en écart les deux lèvres de la bride divisée, dont les surfaces cruentées, n'étant pas en contact, se cicatrisent indépendamment l'une de l'autre sans contracter de nouvelles adhérences. La coque de verre doit être portée jusqu'à cicatrisation complète, en ayant soin de l'enlever une fois par jour et de faire le lavage de la plaie avec une solution antiseptique quelconque (1).

_________

(1) Les malades tolèrent facilement le port de ces coques de verre qu'on peut même laisser à demeure pendant cinq ou six jours, sans qu'il soit nécessaire de les enlever par moment et de laver la plaie. Dans le cas contraire, on arrive par des instillations de cocaïne à établir la tolérance de l'œil, et il est toujours préférable de les laisser à demeure le plus long-temps possible, jusqu'à ce qu'on obtienne la cicatrisation de la plaie.

Une autre opération recommandable pour le trichiasis et indiquée dans quelques cas particuliers, est l'*opération d'Anagnostakis*. Elle s'applique mieux que les procédés de Snellen et de Pagenstecher dans la plupart des cas de la paupière inférieure, vu la petitesse du tarse de cette paupière, et dans les cas de trichiasis de la paupière supérieure, lorsque le tarse ayant participé à la lésion se trouve atrophié.

Le procédé d'Anagnostakis se pratique de la façon suivante, d'après la description de l'auteur :

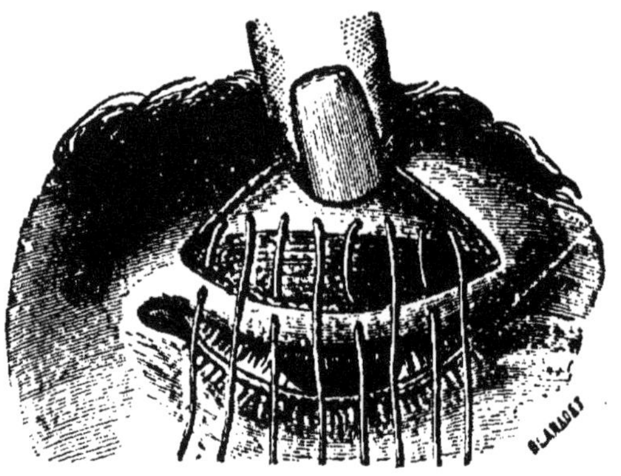

Fig. 15. — *Opération du Trichiasis* d'après le *procédé d'Anagnostakis*. Dissection des téguments et pose des fils.

« *Premier temps*. — Incision de la peau. La paupière. étant tendue sur une plaque d'ivoire, je pratique sur elle avec un bistouri convexe une incision parallèle au bord palpébral et à une distance de 3 millimètres à peu près de ce bord. Cette incision ne doit intéresser que la couche cutanée. Si la peau est trop abondante, au lieu d'une simple incision, je fais avec les ciseaux l'excision d'un pli transversal.

« *Deuxième temps*. — Excision de faisceaux musculaires. L'aide tirant fortement en haut la lèvre supérieure de la plaie, de manière à mettre à nu le muscle orbiculaire, je saisis avec une pince les faisceaux de ce muscle qui recouvrent le segment supérieur du cartilage tarse, et je les excise avec des ciseaux, après les avoir soigneusement disséqués. Le tarse n'est plus alors recouvert à la hauteur de cette seconde plaie, que par du tissu cellulaire et par une couche fibreuse qui provient à la fois de l'expansion aponévrotique du releveur de la paupière et du ligament tarse.

« *Troisième temps*. — Sutures. Je passe trois ou quatre fils à suture, d'abord par le bord inférieur de la plaie cutanée, puis à travers la couche fibro-celluleuse qui recouvre la portion dénudée du cartilage, et je forme des nœuds séparément avec chacun de ces fils (*Fig. 15*). Ceux-ci peuvent être laissés à demeure, jusqu'à ce qu'ils soient éliminés par la nature.

« Voici les résultats de cette opération : Sur la portion du tarse qui a été mise à nu, se forme une cicatrice solide, réunissant le cartilage au bord de la plaie cutanée. La portion supérieure de la peau qui, du reste, ne tarde pas à se réunir avec la plaie dans laquelle la suture ne l'a pas comprise, reste abondante et forme encore des plis pendant le clignotement, tandis que la bandelette inférieure, attachée en haut au cartilage et soulevée par les faisceaux épargnés de l'orbiculaire qui font ici l'office d'une poulie, est tendue fortement et renverse le bord palpébral. La récidive ne peut avoir lieu que lorsque la bandelette cutanée est trop large pour exercer sur la portion de la paupière qu'elle embrasse, une tension suffisante. Or il est évident que dans ce cas, on n'a qu'à exciser plus tard un petit pli transversal, pour éloigner définitivement toute chance de récidive. »


Un autre procédé aussi recommandable est celui de M. de Wecker, qui est une combinaison de diverses formes opératoires déjà exposées. L'auteur en donne la description suivante, dans son ouvrage de *Chirurgie oculaire*, page 335.

« Le *premier temps* de l'opération consiste à élargir amplement la fente palpébrale, c'est-à-dire à appliquer la canthoplastie de Ammon, au moyen d'une incision longeant le ligament palpébral externe et allant jusque vers le rebord orbitaire. Si la suture de milieu a été bien exactement placée, lorsque par la traction on a transformé la plaie horizontale en verticale, on peut très bien s'abstenir de prolonger la durée de l'opération par la réunion des autres parties de la conjonctive à la peau avec deux autres sutures, ainsi qu'il a été indiqué pour la canthoplastie (*voir* p. 131).

« Le *deuxième temps* a pour but le dégagement du champ d'implantation des cils que l'on isole du tarse. A cet effet, j'introduis une pince à compression (de Snellen, de Knapp ou de Warlomont), dont le glissement sous la paupière est rendu des plus faciles grâce à l'élargissement de la fente. Je trace alors avec un bistouri très tranchant la ligne de démarcation du champ d'implantation des cils avec le bord ciliaire supportant les orifices glandulaires, en ayant bien soin d'attirer en haut la peau de la paupière, qui se gonfle dans l'anneau de la pince, afin d'éviter que, d'un côté, les cils et, de l'autre, les orifices glandulaires ne se trouvent entamés par l'incision. Ce tracé bien exécuté, j'insinue un petit couteau à double tranchant dans la rainure ainsi formée, et je le fais glisser sur le tarse à une profondeur de 5 à 6 millimètres, en dégageant en entier dans toute l'étendue de la paupière, la peau que je soulève progressivement avec des pinces jusqu'à la hauteur de 5 à 6 millimètres. Ces divers temps sont très notablement facilités par l'emploi d'une pince à compression s'opposant absolument à l'écoulement du sang, qui se produit toujours dans l'opération telle que de Arlt l'exécute et oblige à ce qu'on étanche continuellement.

« *Troisième temps.*—Après m'être bien assuré que la peau qui supporte les cils glisse avec beaucoup de facilité sur le tarse, et cela dans toute l'étendue voulue pour le dégagement, je place, suivant les besoins, trois ou quatre sutures de Gaillard. Ces sutures comprennent, en raison du degré de déviation que l'on veut exercer, un pont de peau et de tissu musculaire de 8 à 10 millimètres. On pénètre à cette distance ainsi déterminée, avec une aiguille munie d'un fort fil de soie, entre le sourcil et le bord ciliaire dégagé, on saisit sur l'aiguille la peau, le tissu sous-cutané et le muscle, et, en ayant soin surtout que l'aiguille glisse bien exactement sur toute la portion supérieure du tarse de laquelle on n'a pas dégagé la peau, pour atteindre ensuite la surface dénudée du tarse, on fait ressortir la pointe près de l'implantation même des cils. (*Fig. 16*).

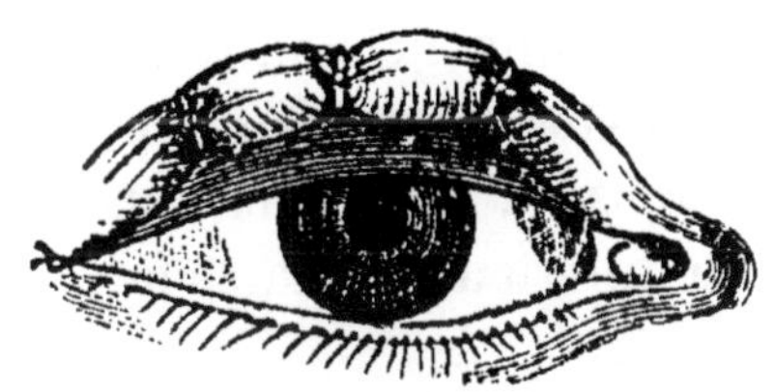

Fig. 16. — *Opération du Trichiasis. Procédé de M. de Wecker.*

Les trois ou quatre ligatures ainsi placées produisent, suivant la largeur du pont qu'elles comprennent, une déviation bien plus accusée qu'on ne l'obtient par la réunion de la plaie d'un lambeau excisé, comme dans le procédé de Jaesche-Arlt, et si l'on a soin de serrer fortement les sutures, elles s'éliminent avant qu'il se soit écoulé une semaine, mais au besoin on peut les retirer le cinquième ou le sixième jour. »

Une autre opération excellente par ses résultats et par conséquent très recommandable dans le trichiasis total avec participation du tarse, est celle préconisée par M. le professeur Panas.

Dans cette opération, l'auteur se propose le redressement du sol ciliaire, en s'attaquant directement au tarse incurvé qu'il redresse en même temps. Il a emprunté à Anagnostakis la dissection du lambeau ciliaire et à Snellen la tarsotomie. Le procédé est différent pour les deux paupières.

Nous reproduisons ici la description du procédé telle que M. Panas l'expose dans son ouvrage magistral (1) :

« Le malade étant chloroformisé, nous appliquons la plaque en corne dans le cul-de-sac correspondant et nous la confions à un aide, qui doit la maintenir fortement contre la face postérieure de la paupière pour prévenir l'hémorrhagie. Un crochet pointu, indépendant ou faisant partie de la plaque, est enfoncé près du bord libre du tarse et sert à développer la paupière verticalement. On pratique alors à 3 millimètres au-dessus de la ligne des cils, une incision horizontale s'étendant de la commissure externe au point lacrymal correspondant. La section intéresse la peau et le muscle orbiculaire, et met à nu la face antérieure du tarse fortement recroquevillé et souvent épaissi.

« Prenant avec la main gauche une pince à dents de souris, on saisit le lambeau ciliaire qu'on dissèque au bistouri sous l'orbiculaire, jusqu'à ce qu'on aperçoive nettement les racines des cils, reconnaissables à leurs couleurs. Il faut se garder d'aller plus loin pour ne pas dédoubler le bord libre comme dans l'opération de Jaesche-Arlt.

« On dissèque de même la lèvre supérieure de l'incision, jusqu'à mettre à découvert le bord adhérent du tarse et le ligament suspenseur ou aponévrose orbito-tarsale. Un crochet sert à attirer en haut la peau avec l'orbiculaire et facilite le placement des fils.

« Si le tarse est peu incurvé ou suffisamment souple, on le respecte. Le plus ordinairement il est rabougri, et, avant

_______________

(1) PANAS, *Traité des maladies des yeux*, t. II, p. 152.

d'appliquer les sutures, on le fend horizontalement au bistouri dans toute son épaisseur, y compris la conjonctive, et d'une extrémité à l'autre ; une section moindre n'est admissible que si l'enroulement est partiel. La boutonnière doit être perpendiculaire aux deux surfaces du tarse, notre but étant de faire basculer les deux moitiés sur place et non de produire le chevauchement de l'inférieure sur la supérieure comme dans le procédé de Hotz.

« La disposition des sutures est la suivante (*Fig. 17*) :

« On commence par harponner avec la première aiguille le ligament suspenseur et le tarse à leur partie muqueuse ; l'aiguille semi-courbe est glissée sous le petit lambeau musculo-cutané inférieur et sort au bord libre, immédiatement derrière la rangée des cils. Quatre autres points de suture sont placés de même, deux à droite et deux à gauche.

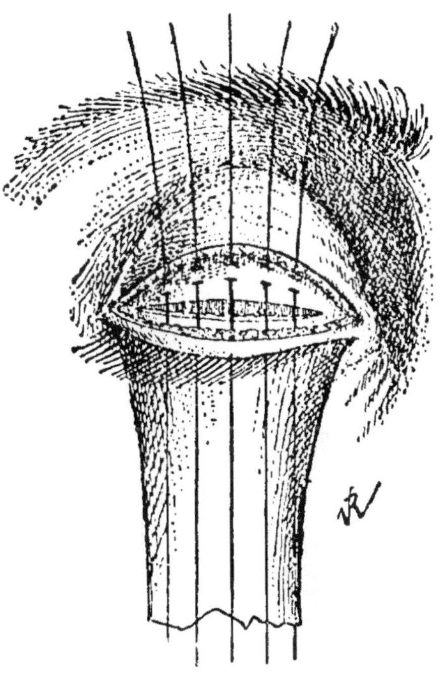

*Fig. 17.* — *Opération du Trichiasis* d'après le *procédé du Professeur Panas.*

Dissection des téguments, incision du tarse et pose des fils.

« En tirant sur les deux bouts de chaque fil, on fait remonter le petit lambeau cutané et, avec lui, le bord ciliaire qui s'ectropionne légèrement ; il ne reste plus alors qu'à nouer. La lèvre supérieure de l'incision cutanée laissée libre se coapte d'elle-même à l'inférieure suturée au tarse. Au lieu de couper les fils au ras des nœuds, nous disposons les bouts parallèlement, pour les fixer sur le front avec du collodion (*Fig. 18*).

« L'opération terminée, on applique un bandage occlusif formé de gaze salolée et d'ouate sèche, le tout maintenu en place par quelques tours de bande.

« Si l'entropion et le trichiasis occupent les deux yeux, on répète séance tenante l'opération de l'autre côté.

« L'hémorrhagie, pour quiconque sait se servir de la plaque de corne, est absolument insignifiante et jamais nous n'avons été obligé de recourir à la ligature. Seul Hotz signale un cas où, à la suite de la blessure de l'artère principale, il survint un petit anévrysme traumatique sous-conjonctival.

« Au bout de trois à quatre jours, on enlève les sutures, on protège l'œil par un simple bandeau noir flottant.

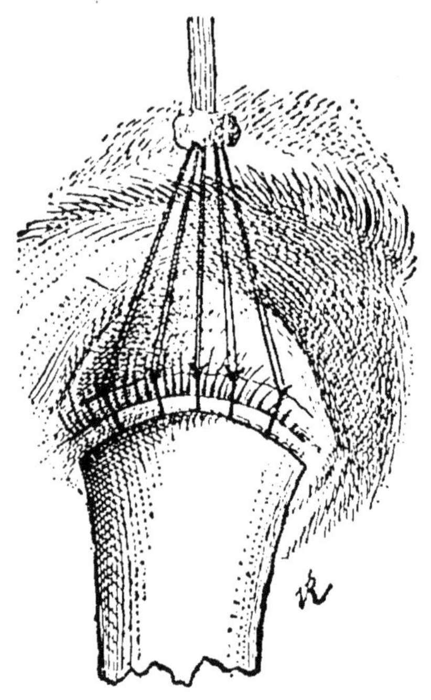

*Fig. 18.* — Pose des sutures et rabattement des fils sur le front, dans le procédé de M. Panas.

« La cicatrisation primitive s'achève à la fin du premier septenaire. Les cils et le bord libre, d'abord légèrement éversés, reprennent leur place normale, et il ne persiste plus tard la moindre cicatrice apparente. Quant au résultat définitif constaté plusieurs années après, il est absolument parfait. »

L'opération de M. Panas donne des résultats très satisfaisants et elle est indiquée dans le trichiasis, soit total, soit partiel, lorsqu'il est accompagn de déviation du tarse. Le manuel opératoire est le même lans les deux cas, avec cette légère différence pour le trichiasis partiel, qu'on réunit les deux bouts du petit lambeau ciliaire avec deux incisions verticales musculo-cutanées, qui donnent à ce lambeau une forme carrée ou rectangulaire. La section du tarse est également partielle ; elle comprend toute son épaisseur et en même temps la muqueuse conjonctivale. L'application des sutures se fait de la même façon.

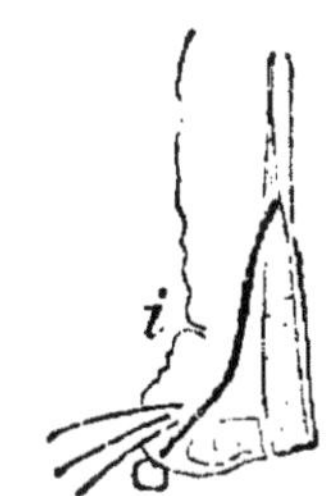

Fig. 10 (schématique). — Coupe à travers la paupière supérieure, montrant le redressement du sol ciliaire, dans le procédé de M. Panas.

Dans la clinique des Quinze-Vingts notre maître, M. Trousseau, pratique très souvent l'opération de M. Panas avec quelques modifications que nous allons signaler. Nous avons eu nous-même l'occasion de l'exécuter plusieurs fois dans les mêmes conditions, et elle nous a toujours donné de très bons résultats.

Après anesthésie locale par injection sous-cutanée (1) de cocaïne en solution à 1 °/₀, on procède de la façon suivante :

L'incision horizontale est faite, comme dans le procédé de M. Panas, à 3 millimètres du bord ciliaire ; elle intéresse la peau et le muscle orbiculaire.

La dissection des deux lambeaux se pratique différemment: pour le lambeau supérieur, on sépare tout simple-

______

(1) Il faut bien prendre garde de ne pas blesser par la piqûre de cocaïne, les veines superficielles des paupières ; il s'ensuit un hématome sous-cutané, qui couvre le champ opératoire et empêche l'opérateur de procéder d'une façon nette ; de plus, la plaie peut s'infecter, suppurer et se sphacéler, compromettant le résultat opératoire.

ment la peau du muscle orbiculaire jusqu'au bord adhérent du tarse ou ligament tarso-palpébral ; pour l'inférieur, la peau adhérente à la partie inférieure du muscle orbiculaire est légèrement disséquée du tarse. Cette dissection est très limitée et doit presque atteindre la racine des cils.

On enlève ensuite à coups de ciseaux, en les saisissant entre les branches d'une pince à griffes, la plus grande partie des fibres de l'orbiculaire restées sous le lambeau supérieur, de façon à bien découvrir la face antérieure du tarse, et on pratique la section horizontale du tarse et de la muqueuse conjonctivale de la même façon que dans le procédé de M. Panas.

Ceci fait, au lieu d'employer un fil armé d'une seule aiguille, on se sert d'un fil à double aiguille, comme dans le procédé de Snellen. Après avoir bien traversé avec l'une des aiguilles le ligament tarso-palpébral, on traverse d'arrière en avant le lambeau musculo-cutané ciliaire, en faisant sortir l'aiguille en avant des cils comme le fait Snellen, ce qui généralement suffit au redressement du sol ciliaire. Puis, avec la seconde aiguille du même fil, on traverse le lambeau inférieur toujours d'arrière en avant, en passant à 3 millimètres de distance à côté du premier fil, et on sort au devant des cils. On applique ainsi à une distance de 4 millimètres environ l'un de l'autre, deux ou trois points de sutures (deux ou trois fils, armés chacun de deux aiguilles). L'anse formée par chaque suture est en haut dans le ligament tarso-palpébral ; les deux bouts de chaque fil restent en bas, devant le lambeau ciliaire qu'ils viennent de traverser. Il nous reste à nouer ces deux bouts sans les trop serrer et à les fixer sur le front à l'aide de collodion. Un pansement aseptique complète l'opération.

Le huitième ou dixième jour après l'intervention, on enlève les fils et le pansement, en prescrivant au malade le port de verres fumés.

L'excision des fibres de l'orbiculaire nous paraît indispensable, parce que leur contraction est toujours un des facteurs de la production du trichiasis; on laisse ainsi moins de chance à la récidive.

La dissection incomplète du lambeau musculo-cutané inférieur ne doit pas atteindre la racine des cils; cela compromettrait sa nutrition. En effet, la vascularisation d'un pareil lambeau diminue sensiblement au niveau de la racine des cils, et partant, sa nutrition s'en trouve fort amoindrie. Les cas de sphacèle qui s'attaquent à ce lambeau, ne sont pas rares dans les suites opératoires. Pour la même raison, nous croyons utile le placement des fils à une certaine distance en avant des cils et jamais en arrière, l'étranglement des téguments qui se produit dans ce dernier cas pouvant entraver leur nutrition et occasionner le sphacèle.

Pour la *paupière inférieure*, à cause du peu de développement de son tarse, M. Panas procède d'une façon différente.

L'incision horizontale est faite à 4 ou 5 millimètres du bord libre de la paupière et intéresse la peau; puis, sur chacune de ses extrémités, on fait tomber une incision verticale, longue de 8 à 10 millimètres, partant du bord de la paupière et intéressant seulement la peau. Ces trois incisions, qui doivent comprendre la peau et le muscle orbiculaire, forment par leur réunion un H, dessinant deux lambeaux carrés, qu'on peut disséquer à volonté. Le lambeau supérieur est disséqué de bas en haut, jusqu'au voisinage du bord libre, l'inférieur jusqu'à la base de la paupière; la portion prémarginale de l'orbiculaire est alors excisée de façon à mettre à nu la face antérieure du tarse, qu'on sectionne s'il le faut sur la plaque de corne; puis, on attire en bas avec une pince le lambeau supérieur, jusqu'à ce que les cils déviés soient redressés.

Ce résultat étant obtenu, on constate que la face profonde du lambeau supérieur ou palpébral vient recouvrir plus ou moins la face antérieure du lambeau inférieur ou jugal. On marque d'un trait, sur ce dernier lambeau, la limite de la partie recouverte, qui devra être excisée à l'aide de ciseaux. Puis on place les sutures, quatre à cinq environ, en se servant de fils de soie, armés à chaque bout d'une aiguille (*Fig. 20*).

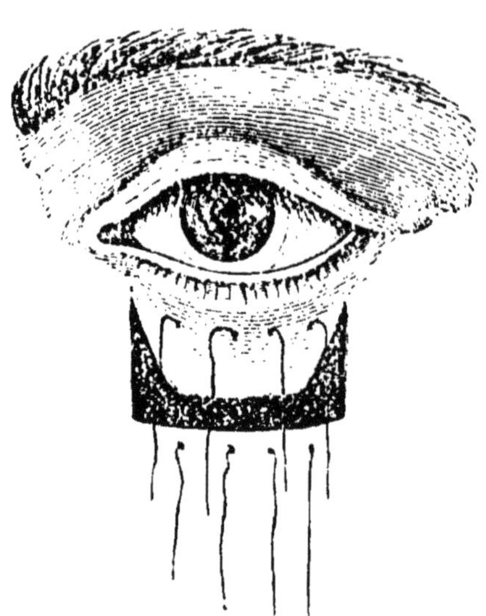

*Fig. 20.* — Opération du Trichiasis sur la *paupière inférieure*. Procédé de M. Panas.

L'aiguille supérieure, conduite de bas en haut sous le lambeau ciliaire, vient ressortir sur le bord libre de la paupière, un peu en arrière de la racine des cils ; l'aiguille inférieure, conduite de haut en bas, au-dessous de la peau et du muscle qui constitue la lèvre inférieure de la plaie, vient ressortir à 5 ou 6 millimètres au-dessous, du côté du rebord orbitaire. On noue les fils en les serrant solidement et on les coupe au ras du nœud. Un pansement aseptique à demeure est appliqué ensuite.

L'enlèvement des fils se fait le sixième ou septième jour et la réunion par première intention est déjà complète.

Ce mode de suture préconisé par M. Panas présente de très grands avantages. Le chef supérieur de la suture, en passant dans le ligament suspenseur, trouve dans le tissu fibreux de cette région un point d'appui solide, que n'offre pas le tissu du tarse lui-même, qui est friable et cassant.

De même, d'après l'auteur, le chef inférieur, dans les cas d'une incurvation du tarse très prononcée, étant conduit directement en arrière de la rangée des cils, permet d'obtenir le maximum du relèvement du bord ciliaire.

**Ectropion.** -- Il s'agit toujours d'un ectropion muqueux ou lacrymal de la paupière inférieure, ayant pour causes l'hypertrophie de la conjonctive malade et la rétraction de la peau palpébrale (sclérodermie), suite d'un larmoiement dû à l'envahissement des voies lacrymales par le processus granuleux; dans ce dernier cas, l'éversion du point lacrymal inférieur est la règle.

Le traitement doit s'adresser d'une part, par les cathétérismes et les lavages antiseptiques, à l'appareil lacrymal ; d'autre part, par les procédés opératoires *ad hoc*, à la muqueuse hypertrophiée. Nous ne reviendrons pas sur le cathétérisme et les lavages antiseptiques des voies lacrymales, ce sujet ayant été traité précédemment (p. 114). Pour ce qui concerne la muqueuse hypertrophiée, les quatre procédés suivants sont particulièrement indiqués, savoir : 1° l'excision de la muqueuse hypertrophiée ; 2° sa destruction par une raie de feu au thermo-cautère ; 3° les sutures de Snellen ; 4° le procédé Adams-Kuhnt.

1° *Excision de la muqueuse.* — Ce procédé est appliqué souvent et avec succès par M. Trousseau.

A l'aide d'un bistouri bien tranchant, on trace d'abord les limites du bourrelet conjonctival en forme de losange, puis on l'enlève en le disséquant. On redresse ensuite la paupière, en plaçant dans le sens antéro-postérieur deux points de suture qui réunissent les deux lèvres de la muqueuse réséquée, ou plus simplement, sans avoir recours aux points de suture, après redressement de la paupière, on applique à sec un pansement antiseptique occlusif et compressif, qu'on renouvelle dès qu'il est souillé par les sécrétions conjonctivales et les larmes.

2° *Destruction de la muqueuse par le thermo-cautère.* — Sur la partie la plus saillante de la conjonctive hypertrophiée, on promène horizontalement le couteau du thermo-cautère d'un calibre moyen, de façon à détruire par places l'hyperplasie de la muqueuse. Le tissu cicatriciel qui en résulte redresse en se rétractant le bord ciliaire dévié.

Pour ces deux opérations, on aura recours à l'anesthésie locale par instillation de cocaïne à 5 %, ou mieux encore par injection sous la muqueuse de la même substance en solution à 1 %. On applique ensuite un pansement identique à celui de la méthode précédente.

Il est à remarquer que dans ces deux procédés, par excision et par destruction de la muqueuse, on doit éviter le traumatisme du point et du canalicule lacrymal inférieur, afin de ne pas ajouter à l'infirmité déjà existante, celle d'un larmoiement persistant, pour lequel on serait plus tard obligé de recourir à des interventions chirurgicales encore plus compliquées.

3° *Procédé des sutures de Snellen.* — Après anesthésie locale par instillation ou injection sous-cutanée de cocaïne, on procède à l'application des sutures de la façon suivante :

Disposant d'un fil de soie armé à chacune de ses extrémités d'une aiguille demi-courbe et de moyenne grandeur, on enfonce la première dans la partie culminante de la conjonctive renversée et hypertrophiée ; elle chemine ensuite exactement sous la peau et vient sortir à deux centimètres au-dessous du bord de la paupière. On exécute la même manœuvre avec l'autre aiguille, qu'on enfonce dans la partie culminante de la muqueuse à la distance d'un demi-centimètre de la première et qu'on sort en bas au même niveau, mais à un centimètre de distance de cette dernière. Cela fait, on tire sur chaque extrémité du fil, de manière à appliquer exactement et à serrer l'anse sur la conjonctive.

Pour que les fils ne coupent pas le tégument de la joue,

il faut appliquer au niveau de leur sortie un petit rouleau de gaze iodoformée ou un morceau de drain, sur lequel la suture est liée. Généralement deux sutures suffisent pour atteindre le résultat désiré.

L'opération terminée, on applique un bandeau compressif, ce qui contribue à maintenir et à renforcer le redressement de la paupière. On maintient les sutures en place pendant quatre jours consécutifs et on les enlève ensuite.

4° Le *procédé Adams modifié par Kuhnt* ou *procédé Adams-Kuhnt* donne également de très bons résultats. Nous l'avons souvent vu appliquer par M. Kalt à la clinique des Quinze-Vingts, toujours avec succès. Nous le recommandons aux praticiens.

Il consiste essentiellement à enlever, par résection, un triangle tarso-conjonctival sur la partie moyenne de la paupière inférieure ectropionnée, et à réunir ensuite par des points de suture les deux lèvres de la conjonctive et du tarse réséqués.

Après anesthésie locale par instillation ou injection sous-cutanée de cocaïne, on procède à l'opération de la façon suivante :

A l'aide d'un petit bistouri, on pratique sur la surface muqueuse de la paupière inférieure, deux incisions divergentes en forme de V, dont le point de réunion correspond exactement au cul-de-sac conjonctival sur la partie moyenne de la paupière ou, pour mieux préciser, sur la partie du cul-de-sac correspondant au point culminant de l'ectropion. Ces deux incisions se terminent d'autre part au bord palpébral. Elles doivent comprendre seulement la muqueuse et le tarse, sans intéresser le muscle orbiculaire et la peau.

Ensuite, on dissèque et on enlève le lambeau triangulaire tarso-conjonctival ainsi circonscrit, on libère et on mobilise les deux lèvres du tarse et on applique horizontalement, pour les réunir, deux points de suture. Un pansement aseptique occlusif termine l'opération.

Les sutures sont enlevées au bout de huit jours, la réunion de la plaie s'étant faite pendant ce temps.

La partie de la peau et de l'orbiculaire qui a été respectée pendant l'opération, produit un petit bourrelet cutané un peu disgracieux au point de vue esthétique, qui, au bout d'un certain temps et dans certains cas, disparaît spontanément en se nivelant avec la face cutanée de la paupière, mais qui, dans la plupart des cas, persiste ; on peut alors très facilement l'exciser par deux coups verticaux de bistouri portés sur ses limites, et appliquer ensuite un seul point de suture pour la réunion des deux lèvres de la plaie cutanée. Le tout se termine par un pansement aseptique occlusif, qu'on enlève en même temps que le fil, quelques jours après.

## Glaucome consécutif.

Cette complication est une des plus graves que puisse présenter le trachome.

Le glaucome secondaire dans la conjonctivite granuleuse est la conséquence des altérations anatomiques des tissus conjonctivo-sclérotical, cornéen et irien (cicatrices de la conjonctive bulbaire et de la sclérotique, leucome adhérent et staphylome cornéen, synéchies iriennes). Ici encore, il faut agir différemment suivant les cas qui se présentent.

Si, dans le cours des granulations, apparaît une menace d'attaque glaucomateuse, la règle à suivre est de s'occuper tout d'abord de l'élément granuleux et de ses complications palpébrales et d'éviter toute cause d'irritation de la cornée en pratiquant sur les paupières les opérations nécessaires, en même temps qu'on s'efforce d'enrayer le développement du glaucome par un traitement local approprié. Celui-ci consiste dans des instillations d'ésérine et de pilocarpine, soit prescrites en solutions isolées, soit combinées ensemble, suivant les formules :

℞ Nitrate de pilocarpine......   0gr 10.
   Eau distillée..............   10

Instiller trois gouttes matin et soir.

℞ Salicylate d'ésérine.........   0gr 05.
   Eau distillée....... ......   10

Même mode d'emploi.

1° Nitrate de pilocarpine.  }
   Salicylate d'ésérine ..  }  āā  0gr 05.
   Eau distillée stérilisée........ 10

Instiller trois gouttes, deux ou trois fois par jour.

Il faut, en même temps, administrer l'iodure de potassium à l'intérieur et se réserver d'intervenir, aussitôt que l'état de l'œil le permettra, par une sclérotomie ou une iridectomie.

Dans le cas où l'élément granuleux est déjà éteint et où le glaucome se présente isolément, c'est directement sur ce dernier qu'il faut diriger tous les efforts : on mettra en pratique le traitement médico-chirurgical indiqué.

Ce qui précède montre combien vaste et varié est le domaine du traitement thérapeutique et chirurgical de la conjonctivite granuleuse et de ses complications. Il faut que le médecin soit éclectique et judicieux dans le choix de l'arme avec laquelle il combattra le mal ; il doit savoir chez le même sujet, varier les procédés de traitement, en donnant sa préférence à certains agents pharmaceutiques et à quelques procédés chirurgicaux bien choisis. Comme le polymorphisme est presque la règle dans la marche du trachome, chaque cas qui s'offre aux yeux du praticien revêt un aspect particulier et une symptomatologie spéciale, de sorte qu'il ne faut pas, à proprement parler, traiter les granulations, mais plutôt les granuleux selon les conditions qu'ils présentent.

On voit aussi combien l'hygiène joue un rôle prépondérant dans le traitement direct du trachome, ainsi que dans la prophylaxie de cette grave affection. Sans elle, il n'y a pas de traitement radical, pas de guérison durable.

Enfin le traitement médical général est un adjuvant indispensable dans la plupart des cas.

# TABLE DES MATIÈRES

## DE LA CONJONCTIVITE GRANULEUSE OU TRACHOME

LAURENT (Dr Émile). — L'anthropo-
logie criminelle *et les nouvelles théories
du crime.* 1 vol. in-8 de 242 pages,
broché. **5 fr.**

LAURENT (Dr Émile). — L'amour
morbide, *étude de psychologie pathologique.* 1 vol. in-8 de VI-332 pages,
broché. **4 fr.**

LAURENT (Dr Émile). — Le nico-
tinisme. 1 vol. in-8 de 221 pages,
avec 10 portraits hors texte, broché.
**3 fr. 50**

MARTIN (Dr Ernest). — L'opium. *Ses
abus, mangeurs et fumeurs d'opium, mor-
phinomanes.* 1 vol. in-8 de 176 pages,
broché. **3 fr. 50**

MATHOT (Dr). — Les fumisteries à
la salle de garde, dessins de A. Col-
lombar. 1 vol. in-12 de 224 pages,
broché. **5 fr.**

MONIN (Dr Ernest). — Formulaire
de médecine pratique. 1 vol. in-12
de 792 pages, broché. **5 fr.**

MONIN (Dr Ernest). — Les propos du
docteur. 1 vol. in-18 de XI-352 pages,
cartonné. **6 fr.**

MOREAU de TOURS (Dr). — Les
excentriques ou déséquilibrés du
cerveau. 1 vol. de 120 pages, cartonné. **3 fr.**

MOREAU de TOURS (Dr). — Suicides
et crimes étranges. 1 vol. in-18 de
142 pages, broché. **3 fr.**

NOEL (Eugène), bibliothécaire de la
ville de Rouen. — Rabelais médecin, écrivain, curé, philosophe, avec
un portrait inédit de Rabelais gravé à
l'eau forte par A. Esnault. 1 vol. in-18
raisin. **3 fr.**

ORANOVSKAIA (Anna d'). — L'art de
déterminer le sexe à volonté. 1 vol.
in-12 de 104 pages, broché. **3 fr.**

PAUTHIER (Dr H.), de Senlis. — Les
récréations d'un praticien. 1 vol.
in-16 de 148 pages, broché. **2 fr.**

PAUTHIER (Dr H.), de Senlis. — Les
loisirs d'un praticien, préface de
M. le Dr E. Monin, 1 vol. in-18 de 164
pages, broché. **2 fr.**

PEINARD (Dr). — La profession médicale en France. 1 vol. in-18 de 246
pages, broché. **3 fr. 50**

RUYSSEN (Dr Charles). — L'enseigne-
ment médical de l'anti-alcoolisme,
précédé d'une préface par le Dr Legrain,
1 vol. in-12 de XLI-200 pages, broché
**3 fr.**

TONDEUR (H.). — Récits de la vie
médicale. 1 vol. in-18 de 200 pages,
broché. **3 fr.**

⁕

<hr>

Imprimerie Fr. Simon, successeur de A. Le Roy, Rennes.

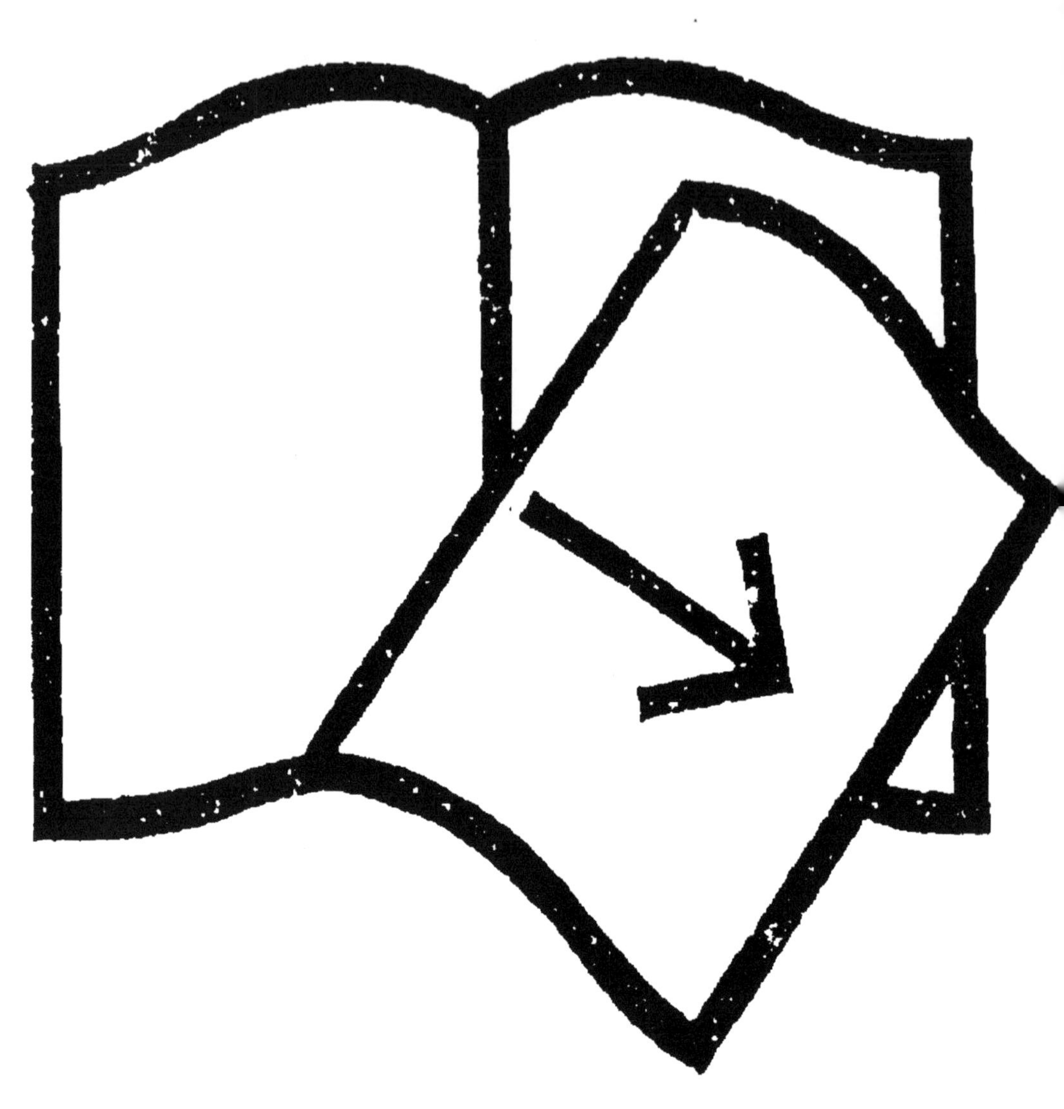

Documents manquants (pages, cahiers...)
NF Z 43-120-13